Entre abrir e fechar a boca

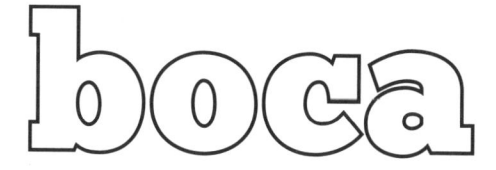

Copyright © 2010, Máximo Ravenna

Título original: *En un abrir y cerrar de boca: historias de problemas gordos.*

Todos os direitos reservados. Nenhuma parte desta publicação poderá ser reproduzida ou transmitida sob qualquer forma ou por quaisquer meios, quer eletrônicos ou mecânicos, incluindo fotocópia, gravação ou qualquer outro sistema de armazenamento ou de recuperação de dados, sem a autorização por escrito da Editora.

Coordenação editorial: Luiza Vilela
Revisão: Camila Teicher
Capa e projeto gráfico: Folio Design
Diagramação: Trio Studio
Impressão: Imos Gráfica

CIP-BRASIL. CATALOGAÇÃO-NA-FONTE
SINDICATO NACIONAL DOS EDITORES DE LIVROS, RJ

R199e
Ravenna, Máximo, 1947-
  Entre abrir e fechar a boca : histórias de obesos que mudaram seus destinos / Máximo Ravenna ; tradução Beatriz Gorenstin. - 1.ed. - Rio de Janeiro : Guarda-Chuva, 2012.
  (Método Ravenna ; 2)

  Tradução de: En un abrir y cerrar de boca : historias de problemas gordos
  Apêndice
  ISBN 978-85-99537-21-3

  1. Emagrecimento - Aspectos psicológicos. 2. Autodominio. 3. Obesidade. 3. Hábitos alimentares. 4. Hábitos de saúde. 5. Dieta de emagrecimento. I. Título. II. Série.

12-3515.
CDD: 613.25
CDU: 613.24

28.05.12   04.06.12
035849

Todos os direitos reservados, no Brasil, à Editora Guarda-Chuva Ltda.
Rua Jardim Botânico, 674 – sala 315 – Jardim Botâncio
CEP: 22461-000 – Rio de Janeiro – RJ
Tel: (21) 2239-4023 – E-mail: versal@versal.com.br
www.editoraguardachuva.com.br

DR. MÁXIMO RAVENNA

Entre abrir e fechar a
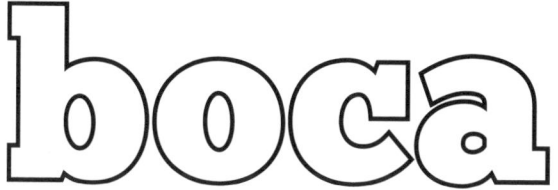

**HISTÓRIAS DE OBESOS QUE
MUDARAM SEUS DESTINOS**

TRADUÇÃO
BEATRIZ GORENSTIN

1ª EDIÇÃO
1ª REIMPRESSÃO

RIO DE JANEIRO • 2012

GUARDA•CHUVA

À minha família
Aos meus pacientes
Aos meus colegas
Aos meus companheiros

ÍNDICE

Uma pergunta fundamental... | **9**

Introdução | **13**

HISTÓRIAS

1. O delírio
A revelação de Augusto: da *gordura* à *cordura* | **17**

2. A traição
Kristen abre sua alma | **49**

3. O enforcado
Juan ajusta seu comportamento quando
o ajuste do seu estômago falha. . . | **77**

4. A máscara
O *pesar* de Natália por ter uns poucos
quilos a mais . . . | **89**

5. O poder
Ricardo escolhe um único não para descobrir vários sim | **109**

6. O extravio
Gustavo perde o freio à distância | **125**

7. O pesar
Julián consegue iniciar sua aventura adolescente | **155**

8. O inesperado
Marta: o fim da sua própria história? | **167**

Epílogo | **193**

UMA PERGUNTA FUNDAMENTAL...

> "Para grandes males,
> grandes remédios."
> **Hipócrates**

Por que hoje em dia nenhum de nós está isento de engordar a qualquer momento da vida? Por que os gordos de hoje têm lembranças de uma juventude magra?

Vale esclarecer que a gordura se manifesta quando ultrapassamos a necessidade biológica de nos alimentarmos somente com o necessário. A explicação é única; já os motivos que nos levam a ultrapassar a quantidade adequada de comida são muitos.

Por exemplo, pode-se ganhar peso se cedermos de maneira automática e repetitiva diante da oferta de alimentos viciantes.

Também, se esquecemos de prestar a devida atenção à mobilidade do nosso corpo e o "sedentarizamos". Logicamente, se tivermos pouca mobilidade corporal, mais cedo ou mais tarde, engordaremos, já que o que é pouco gasto é economizado desnecessariamente na forma de gordura.

Podem, ainda, aparecer quilos a mais se fizermos parte de um meio familiar ou social cheio de estresse. Diante dessa situação, muitas pessoas são induzidas a descarregar suas tensões comendo demais. Na realidade, a comida existe para nos proporcionar energia, não para "aliviar" e desenergizar. Evidentemente, surgiu uma nova forma de descarga, que paradoxalmente nos carrega de negativismo e de quilos.

Em outros casos, a obesidade pode se apresentar devido a uma predisposição genética. Costuma ser desencadeada pelo contato com um ambiente muito parado e repleto de alimentos altamente calóricos: um ambiente tóxico.

Também existem aqueles que engordam porque neles impera a desorganização, o caos e o descontrole. Carecem de um "norte", seu sistema de freios não funciona. Muitas vezes não só existe um excesso com relação à comida, mas também com tudo aquilo que gera prazer e alívio imediato.

Além disso, muitos homens e mulheres possuem um excesso de peso estético, acidental, de cinco a sete quilos acima do peso adequado; não obstante, os mantêm firmemente apegados aos seus corpos, sem conseguir perdê-los.

Por outro lado, existem aqueles em que se poderia detectar causas mais profundas, psicológicas e complexas para explicar o aumento de peso.

De qualquer forma, além dos fatores que influenciam o surgimento de algum grau de gordura, o problema reside em que, quando quer perdê-la, a maioria das pessoas não consegue completamente; e, se consegue, a magreza não dura muito tempo.

Pois bem, é muito provável que a razão desse fenômeno desconcertante se deva ao fato de que os métodos para emagrecer são usados, justamente, só para emagrecer.

Não levam em consideração todas as outras facetas da personalidade do indivíduo. Mais do que isso, se algum desses métodos abrangesse todas as demais facetas envolvidas, lamentavelmente as abordaria por separado e o resultado seria incerto.

Contudo, mesmo que o aumento de peso em qualquer um de nós possa se desenvolver em razão de tensões familiares ou sociais, do fato de possuirmos um comportamento e personalidade transbordantes, de nos relacionarmos com um ambiente tóxico, de cedermos diante das tentações constantes, de termos um gatilho psicológico, de adquirirmos uma predisposição genética, de consumirmos alimentos viciantes ou, ainda, em razão de um comportamento sedentário; todas essas causas sucumbirão perante a capacidade de controlarmos nosso comportamento ou personalidade.

Em primeiro lugar, só poderemos governar nosso comportamento ao sermos guiados por um sistema adequado cujos efeitos sejam visíveis.

Além disso, para alcançar o peso ideal e mantê-lo pela maior quantidade de tempo possível, o sistema deve trabalhar simultaneamente os aspectos clínico, físico, nutricional, vincular, comportamental, emocional, psicológico, social, familiar e filosófico do homem ou da mulher que convive com essa problemática.

O método eficaz não busca uma mudança pontual, focalizada, passageira. Deflagra uma modificação profunda, possível, rápida, sólida, contínua, visível, integral e, portanto, duradoura.

Em última análise, se a comida lhe causa um problema, você deve saber que tem um problema com a comida. Não pode negar isso. A ideia é poder identificar os mecanismos de disfarce e negação do seu estado e aplicar ferramentas eficazes para reorientar seu comportamento alimentar.

O objetivo é conseguir dominar aquilo que parecia ingovernável. Talvez, abrir-se ao conhecimento para implementar um comportamento comedido, ativo e atento seja o prólogo de uma mudança real e estável a longo prazo.

INTRODUÇÃO

> "Longo é o caminho ensinado pela teoria;
> curto e eficaz o do exemplo."
> **Sêneca**

Nestas histórias o leitor conhecerá oito casos de pacientes de diferentes idades que possuem os tipos mais comuns de gordura. Além disso, em cada um deles observará os diferentes fatores que causaram o aumento de peso.

Entre eles você encontrará um adolescente, homens e mulheres de meia idade, adultos e também pessoas da terceira idade. Em todos os casos, o excesso de peso manteve-se aprisionado em seus corpos durante vários anos.

Alguns se sentiam deprimidos, pensavam que jamais perderiam sua gordura. Contudo, hoje em dia se mantém magros. Outros eram gordos felizes... Felizes?

Assim, o leitor poderá ser testemunha da forma como cada um conseguiu emagrecer com sucesso, seja no caso de um leve excesso de peso, uma obesidade moderada, a obesidade "clássica" ou uma grande obesidade. Você conhecerá como foi possível reverter até mesmo uma gravíssima hiperobesidade.

A ideia central é descrever a maneira como estas pessoas, de diferentes idades, conseguiram perder diferentes tipos e formas de gordura, valendo-se do mesmo método de redução de peso.

Por outro lado, o leitor poderá assumir a função de crítico, bem como a de observador privilegiado. Conseguirá vislumbrar e analisar detalhadamente aquilo que possibilitou a cada um concretizar o emagrecimento – com seus vaivéns naturais – e permanecer estáveis durante muito tempo.

Porque emagrecer é possível; o difícil é conseguir manter a magreza por anos, décadas, ou até durante a vida toda. Aqui reside aquilo que distingue o nosso método. O nosso sistema consegue abrir a mente e reorientá-la em direção à originalidade, variedade, desafio, garra, decisão, constância e cuidado atento com cada conquista.

Vamos conhecer as histórias dessas pessoas, aprender com suas transições e quedas; observaremos as dificuldades que precisaram enfrentar, as interrupções que as estagnaram. Vamos detectar, sobretudo, os movimentos enérgicos que as afastaram do exagero e de problemas crônicos.

Em última análise, se muitos de vocês precisam perder muitos ou poucos quilos, não custa nada conhecer, observar e aprender com estas histórias de pessoas que tinham diferentes tipos de excesso de peso, alcançaram a magreza e conseguem preservá-la com o tempo.

Talvez o leitor só ganhe alguma coisa se questionar a si mesmo: "Se eles conseguiram emagrecer e se mantêm no peso, por que eu não?".

■ ■ ■ ■ ■ ■ ■ ■ ■ ■

HISTÓRIAS

1

O DELÍRIO

A revelação de Augusto:
da *gordura* à *cordura*

Vamos descobrir a vida de Augusto como um gordo descontrolado. Também observaremos detalhadamente tudo aquilo que foi necessário implementar para que ele pudesse recuperar sua lucidez de mãos dadas com a magreza, deixando para trás, passo a passo, a loucura que acompanhou e conduziu sua gordura por tanto tempo.

Conheçamos sua peculiar história:

Augusto vem à Clínica para a consulta que tínhamos marcada. Era meu primeiro encontro com ele.

Enquanto eu organizava alguns papéis no meu consultório, toca o ramal interno: era minha secretária anunciando sua chegada. Sobre ele eu só sabia a idade, 43 anos; a altura, media um metro e setenta e seis e que tinha uma grande obesidade: 150 quilos; ou seja, um excesso de peso de aproximadamente 70 quilos. Lembro que era uma sexta-feira à tarde e fazia um calor terrível; para piorar, nesse dia o ar condicionado tinha quebrado.

Termino rapidamente de fazer minhas coisas e vou ao seu encontro. Ao sair do meu escritório, vejo-o desmilinguido sobre um banco na sala de espera. Dele se projetava uma barriga proeminente, tinha o rosto vermelho como um camarão e os olhos arregalados. Com certa cautela, dirijo-me a ele.

– Boa tarde, por favor, venha por aqui.
– Boa tarde...

Enquanto isso, no caminho entre a sala de espera e o consultório, pude perceber que Augusto, apesar da sua gordura, possuía um andar elegante e se vestia de forma sóbria, em harmonia com seu corpo.

Suas avolumadas bermudas de gabardine preta pareciam ser muito resistentes aos seus movimentos; imaginei que a camisa polo cinza XL – que disfarçava um pouco sua barriga – conseguia mantê-lo a uma temperatura amena durante o verão. No pescoço trazia pendurado um par de óculos modernos; tinha uma vestimenta aceitável, que sugeria certo prestígio social.

Entramos, nos sentamos e começamos a conversa.

– Desculpe-me, o ar não estar funcionando... logo hoje que está um forno.
– Sem problemas, existem coisas piores...
– É verdade... Bem, como vai, Augusto? É esse o seu nome, certo?
– A secretária já não disse para o senhor? Estou impaciente, prefiro ir direto ao assunto: sinto dores nas articulações dos pés e joelhos.

Augusto fixa seus olhos nos meus, como se estivesse me desafiando. Tinha um olhar entre o vigoroso e o nervoso, que me provocou uma sensação estranha. Suas palavras abruptas me surpreenderam, me obrigaram a observá-lo mais profundamente.

Apesar de estar acostumado a tratar pessoas com o mesmo tipo de obesidade, senti que ele era um caso especial. E antes do que esperava, confirmei minha hipótese. Nunca tinha escutado alguém dizer coisas tão céticas, irônicas e ensandecidas. Encontrava-me diante de um caso difícil, muito difícil; talvez o mais complexo e desafiador de todos.

– Bem, vejamos... Por favor, mostre-me seus joelhos e seus pés – indiquei também de uma forma abrupta.

Após um breve exame, comentei com seriedade:

— Todas as suas articulações inferiores estão muito inflamadas. Augusto, você sabe que tem um grande excesso de peso? É muito provável que essa seja a causa das suas dores. Você nunca tentou começar uma dieta? Nunca fez exames clínicos?

— Dieta, eu? Exames de quê? Estou me sentindo ótimo! Às vezes fico com os joelhos e os pés inchados, mas é só, por isso vim à consulta... Ultimamente eles têm me incomodado como nunca. A esposa de um amigo me recomendou marcar uma consulta com o senhor.

— Em primeiro lugar, não sou ortopedista, minha especialidade são os transtornos alimentares. Acho que a esposa do seu amigo acertou ao lhe recomendar que viesse ao Centro Terapêutico.

Então, começo sugerindo a ele que inicie uma dieta para aliviar suas dores. Depois, descrevo todo o sistema de emagrecimento que implementamos.

Contudo, à medida que expunha minha oferta, percebi que seu interesse caía na decepção, no ceticismo; dali a pouco, em fúria. Do seu rosto começaram a cair gotículas de suor, formando um babador de umidade que chamava a atenção na sua camisa polo.

De repente, elevando um pouco o seu braço direito, interrompe minha exposição e começa a expor seu discurso particular.

— Com todo respeito, vocês, os médicos... Eu já esperava isso, sempre suspeitei que eram uma confraria de conspiradores para se aproveitar das pessoas. A cidade está cheia de ladrões, alcoólatras, vagabundos, viciados em drogas, agitadores sociais, psicopatas, pessoas que jogam lixo na rua a qualquer hora; pessoas doentes. E vocês não fazem nada, não curam ninguém!

Olha — continua —, acho que o método que você oferece provavelmente seria tão insatisfatório, inútil, inoperante e nulo quanto as táticas de controle de dependência química ou de delinquência.

Cheguei à conclusão de que sua proposta não tem outra função a não ser a de se transformar em um obstáculo ao alívio das minhas dores e me confundir ainda mais.

— A-ha... — respondi disfarçando o meu assombro. — Prossiga, prossiga... — disse-lhe.

— Eu proporia ao senhor outro método alimentar ainda mais drástico e eficaz — Augusto aumentou a voz, quase gritando. — Quando as pessoas comessem mais do que precisam, poderiam ser amarradas umas às outras. Todos adorariam e emagreceriam muito mais rapidamente.

As esposas diriam: "Meu marido me amarrou ontem à noite. Foi maravilhoso e não comi. O seu marido tem feito isso com você ultimamente?".

As crianças voltariam correndo do colégio para casa a fim de ver suas mães, que as estariam esperando para amarrá-las, e assim elas também não engordariam.

Além de ajudá-las a cultivar a imaginação, capacidade que a televisão e a Internet inibem, haveria uma redução considerável no índice de obesidade infantil.

Quando o pai voltasse do trabalho, a família reunida poderia pegá-lo e amarrá-lo por ser tão perverso ao ponto de estar trabalhando o dia todo para os sustentar e engordar.

As cordas proporcionariam uma vida melhor para todos e garantiriam o emagrecimento. Poderiam chamá-lo "o método do nó".

Fiquei muito espantado com sua forte negação. Senti também a obrigação de dizer alguma coisa que o aproximasse de si mesmo, que fizesse com que ele não desmentisse seu estado daquela maneira, nem que projetasse para o exterior tanta crítica e ironia.

— Talvez você tenha razão, Augusto... Agora me conte um pouco da sua vida...

— Quarenta e três anos, trabalhador, hilariante ou amigável, dependendo do caso, muito impaciente em geral, glutão. O senhor ficaria enojado com minhas descomunais comilanças, meu retumbante deboche e com as ofensas pessoais que disparo contra todo mundo, além do meu desgosto com os tempos atuais. Precisa saber algo mais?

— Augusto, o que está acontecendo? Você está falando sério? — perguntei com um sorriso nervoso.

— Claro que sim. Tudo merece a atenção de um pensador profundo com certa perspectiva da evolução cultural da humanidade como eu! — disse com uma voz tão alta que ressoou em todos os cantos do consultório. É melhor eu esboçar minha teoria: O mundo hoje está em um estado de grave inquietação e, na realidade, tenho uma missão seríssima: Devo impedir o Apocalipse, combater o fogo com mais fogo, a água com mais água, a mediocridade com ainda mais mediocridade; consequentemente recorro ao senhor.

Estou aqui, além das minhas dores, para lhe explicar como posso salvar o mundo e trazer a paz.

Augusto ficou de pé e levantou uma caneta, como se fosse uma varinha mágica que pudesse me convencer daquela besteira absurda.

Eu estava muito mais preocupado com sua alteração mental do que com o destino do mundo. O tom da conversa tinha ficado esquisito, queria desviá-lo o mais depressa possível do seu discurso delirante.

Então, para aproximá-lo da questão da alimentação, tirar o peso da sua mensagem e a onipotência das suas ideias, pergunto:

– Bem, bem... eu te entendo. Agora conte-me, Augusto... O que você comeu hoje no café da manhã?

– Uma vitamina de banana com dois ovos crus dentro, ah, com muito açúcar.

– Você não acha que está comendo demais?

– Vejo que o senhor não quer me entender, eu devia ter imaginado. Sinto-me tão incompreendido... É muito pesado.

De repente pensei: "É agora ou nunca"... E me joguei em uma piscina sem saber se estava cheia d'água.

– Talvez você queira dizer que é um "peso excessivo" para você, Augusto. Você se comporta como um leão encurralado, nega com teimosia uma coisa que está à vista de todos: você está gordo. Suas pernas estão suportando muito peso, por isso suas articulações doem.

– Continuo sendo contra fazer essa "dieta", minha missão é transcendental, sou uma espécie de escolhido.

– Olha, eu vou dizer só uma coisa: em vez de se preocupar com a "paz mundial", cuide da sua própria humanidade – confronto-o, tentando igualar a ênfase do seu discurso. – Não acredito que você seja o escolhido de nada, nem de ninguém. Aqui não existem escolhidos, só existem os que escolhem chegar ao peso ideal, mudam sua filosofia de vida e aqueles que escolhem manter e cuidar das suas conquistas. Além do mais, o "Apocalipse" do qual você fala em breve será o seu, porque você vai engordar cada vez mais. É a única "paz" que você poderia alcançar.

– Bem, agradeço a sua tentativa de ajuda e as suas palavras inteligentes – diz com ironia. De qualquer forma, não acredito que voltarei. É meu dever lhe agradecer. Agora, queira me desculpar, vou embora; preciso ir para casa. Foi um prazer conhecê-lo.

– O prazer foi meu, Augusto. – insinuo sutilmente.

Quando ele foi embora, fiquei estarrecido. Acho que fiquei cerca de meia hora me recuperando da abrangência ensandecida de suas palavras. Uma lista interminável de perguntas invadiu-me a mente: O que esconderá o seu cérebro? Como poderei ajudá-lo? Vale a pena tentar?

Também pensava: Quem é realmente Augusto? Em uma análise mais detalhada, talvez pudesse caracterizá-lo como uma pessoa descontrolada em quase todos os aspectos, porque além de carregar todo aquele peso, ele tem uma personalidade abrasiva, instável, muito negativa, excitada e ansiosa.

Outro traço de sua selvageria é que ele se recusa cronicamente a perceber o volume e o excesso que se instalaram no seu corpo, na sua mente, no seu discurso e na sua vida.

Outra qualidade marcante na natureza de Augusto é que ele ironiza tudo constantemente, qualidade que vem acompanhada de certo brilhantismo intelectual. Contudo, eu desconfiava que no fundo ele era preguiçoso, depressivo, mentiroso, bastante medroso e paranoico.

Um caso difícil, já que é rebelde em vários planos. Também é um caso difícil porque possui um tipo de embriaguez mental, mistura de negação extrema, confusão, frenesi e fantasias absurdas. Em poucas palavras, não bate bem da cabeça.

As características compulsivas de Augusto, e também as de outras pessoas, típicas dessa selvageria, costumam se refletir nos seus pensamentos e nas suas palavras: existem aqueles que têm delírios de grandeza e se julgam onipotentes.

Talvez transformem sua negação e oposição diante de uma mudança individual em uma luta geral contra os males da humanidade, ou mergulhem em busca da "paz mundial". Provavelmente, imaginam confabulações e paranoias de todo tipo; alguns vivem isolados, ruminando pensamentos extravagantes, afastados da realidade.

Não obstante, uma vez fora desse circuito fechado, talvez vejam algumas luzes de mudança em meio a tanta inércia.

Pois bem, Augusto ficou dias e dias rodando na minha mente. Queria ajudá-lo. Mas senti que o caso dele quase não tinha salvação, sua resistência era muito grande.

Contudo, esses casos são talvez os que mais me incentivam, já não profissionalmente, mas como um desafio pessoal. Augusto, ao mesmo tempo que me desconcertava e implicava um desafio, despertava-me ternura. Não sabia a razão.

Pouco tempo depois, tive coragem de telefonar para ele.

Sabia que seria um duro trabalho conseguir que ele realizasse o tratamento; em última análise, a decisão final é sempre de quem vem à consulta.

No entanto, nesses casos tão difíceis, há que se fazer a tentativa de confrontá-los e ver se aos poucos abaixam a guarda.

– Alô, Augusto?
– O próprio. Quem fala?
– Sou o médico que você consultou na sexta-feira passada por causa das suas "articulações"…
– Ah! Olá… Do que o senhor precisa?
– Veja, a verdade é que fiquei bastante preocupado com seus pés e seus joelhos. Como estão? – pergunto, me fazendo de tolo.
– De mal a pior, nenhum comprimido alivia a dor.
– Minha previsão é de que a sua dor vai piorar, quero ajudá-lo.
– Não quero fazer dieta!
– Escuta, Augusto, você está colocando a culpa de tudo nas suas articulações e no mundo inteiro, não na comida. Prometo que não se trata de um sistema tradicional de emagrecimento. Como disse na Clínica, a questão é analisada a partir de uma perspectiva diferente; é muito interessante, você não vai se arrepender.
– Já esqueci da perspectiva e já estou arrependido. Que perspectiva? Quanto tempo dura a piada?

– Veja, por favor, experimente vir no grupo que eu coordeno aos sábados. Estou te convidando, você não tem nada a perder, Augusto...

– Você me faz rir. Eu também não sou um osso tão fácil de roer, tenho que lutar com unhas e dentes para demonstrar o quanto o senhor está enganado. No fundo, pressinto que você pertence a uma confabulação contra mim. Irei ao grupo, quero saber até onde você vai conseguir chegar com a minha paciência. É necessário conhecer nossos inimigos – exclama seriamente.

– Ok, Augusto. Não deixe de ir, eu também estou preparado para lutar com vigor – retruco em um tom amigável.

– Veremos...

Depois da conversa, fiquei relativamente satisfeito: pelo menos quebrei seu estancamento, aproveitando-me de sua rebeldia.

De qualquer forma, faltavam alguns dias para sábado, tempo suficiente para que ele esquecesse e desistisse do meu convite.

Contudo, também pensava que, como a rebeldia e a onipotência estavam instaladas no seu comportamento, talvez ele estivesse muito ansioso para ir e expressar todos os seus pensamentos extravagantes em alto e bom som. Nele, tudo parecia imprevisível...

Pois bem, o relógio marcava dez da manhã daquele esperado sábado. Era um dia ensolarado, amenizado por esse ar especial leve e transparente que só um clima temperado proporciona.

Para minha satisfação, vi Augusto parado na porta do Centro Terapêutico. Exibia com orgulho o seu harmônico corpo avantajado, imperturbável. Pensei, pela sua atitude quase soberba, que talvez imaginasse ali uma reunião de pessoas fracas, carregadas de traumas infantis, que, como consequência dos males do nosso tempo, tinham um imenso excesso de gordura, diferentemente dele.

Aproximo-me, cumprimento-o amavelmente, agradeço sua presença e peço-lhe para me acompanhar. Entramos juntos no elevador da Clínica, subimos ao segundo andar.

Uma vez aberta a porta do elevador, Augusto avança, gira para a sua direita e, curioso, olha através da porta de vidro da entrada do salão onde o grupo se reúne. Notei seu desespero quando viu um grande recinto repleto de gente.

– É melhor eu ir embora – sussurra em voz baixa.

A aparência firme que há pouco exibia havia desaparecido no ato. Sua fobia social brilhava de maneira intermitente em todo o seu corpo: estava suado de cima a baixo. Disse-lhe que, por favor, tivesse coragem de entrar; Augusto já estava entregue. Imaginei também que ele estaria intrigado a respeito do que se tratava aquela reunião com tantas pessoas. Respirou profundamente e abriu a porta.

Entramos. Dentro da sala se ouvia um burburinho incessante, porém não tão estridente quanto era de se esperar das trezentas pessoas ali reunidas.

O salão amplo, as paredes azul claro e as luzes brancas que iluminavam uniformemente o local transmitiam tranquilidade, conforto. As pessoas estavam sentadas em fileiras de cadeiras, umas atrás das outras, como em um auditório. No centro, havia um longo corredor pelo qual se podia passar e encontrar uma cadeira vaga.

Permaneci de pé, na frente da sala, pronto para coordenar a reunião. Vi Augusto avançando lentamente pelo corredor que se elevava em direção a um tipo de tablado. Finalmente sentou-se na parte mais alta, atrás.

Em relação às pessoas que haviam comparecido ao grupo, me chamou a atenção um homem de mais idade, de estatura média, que folheava um livro; também uma loira magra vestida com roupas de ginástica que, por estar magra, Augusto certamente teria pensado que não estava relacionada de modo algum com o tratamento. Vi também um jovem elegante, muito gordo, e duas gordinhas "de boa família" que falavam ao celular. Todos tinham crachás que diziam: "Convidado".

Acredito que ele tenha se surpreendido com a insólita mistura de crianças, jovens, adultos e idosos; gordos, gordinhos, muito gordos e magros; homens, mulheres... Havia até um travesti; todos congregados ali...

Então, exclamo em voz alta:

– Bem, por favor, desliguem seus telefones celulares, pois vamos começar...

Então o silêncio assume o poder e inicio a reunião. Depois de fazer alguns comentários engraçados para quebrar o gelo, perguntei quem estava ali pela primeira vez. Imaginei que Augusto não ia levantar a mão; porém, depois de dez ou quinze pessoas terem feito isso, ele iria levantar o braço como uma bandeirinha titubeante.

Aposto que naquele instante ele teria preferido estar com seu traseiro pousado no seu sofá favorito, aboletado na frente da televisão, deglutindo alguma coisa.

– Como se sentem os novos, aqueles que acabam de começar o tratamento? Estão animados, desanimados, estão com fome? – pergunto.

Uma moça jovem, bastante cheinha, levanta a mão.

– Estou muito ansiosa, com muita fome; de tempos em tempos tenho calafrios e tonteira... – revela com voz trêmula e tom de preocupação. Acho que é por causa da pouquíssima quantidade de comida que nos foi sugerida...

– Quando você começou a dieta?

– Ontem.

– Qual é o seu nome?

– Maria Laura.

– É imprescindível saber como o nosso organismo vai reagir no início da dieta. Caso contrário, somos invadidos pelo temor, sem necessidade. Vou explicar o que acontece, Maria Laura: ontem, quando você comeu notavelmente menos, começou a queimar as reservas de energia acumuladas.

Além disso, o nível de glicose no seu sangue caiu e diminuiu a sua temperatura corporal. É daí que se originam a tonteira, a fraqueza, os calafrios, que se apresentam apenas no começo. Não devemos esquecer de tomar as vitaminas e minerais indicados...

Por outro lado, como a ingestão habitual de comida foi reduzida de forma radical, o seu organismo imagina instintivamente que passará por um período de fome. É genético, pré-histórico.

O ser humano, na realidade, está moldado por milhões de anos de períodos de escassez de comida.

Esses períodos de fome sempre existiram e nosso corpo se adaptou a eles. Como? Quando a quantidade de alimento que vinha sendo ingerida durante dois ou três dias é diminuída drasticamente, o organismo bloqueia a vontade de comer, o apetite, a fome. Esse fenômeno ocorre independentemente de você pesar sessenta ou cento e cinquenta quilos.

Nesse período o corpo produz mais adrenalina do que de costume, porque está em estado de alerta; o resultado consiste em uma indiferença física e mental notável em relação aos alimentos. O organismo produz uma sensação constante de saciedade; e o mais importante: é uma forma natural que modifica a química cerebral.

Então, quando você começa uma dieta, utiliza uma capacidade natural e extrema do corpo: queima gorduras e ao mesmo tempo bloqueia o apetite excessivo. Se você aguentar apenas esses três dias, perderá peso rapidamente, sem sentir fome e sem ansiedade.

Esse evento de adaptação consagrado à sobrevivência decorre de um processo evolutivo e adaptativo; independentemente de qualquer coisa, durante o período de abstinência, o corpo deve recorrer às reservas de energia contidas na gordura acumulada.

Assim, a gordura, que é o depósito de calorias, começa a funcionar como combustível interno. Quando a gordura é "queimada", produz um bloqueio nos centros que controlam o apetite através de mecanismos fisiológicos extremos.

É uma defesa essencial, natural, pré-histórica, genética; resultante da evolução do ser humano para superar a fome.

Em poucas palavras, o processo é o seguinte: quanto mais comemos, mais temos fome; de modo contrário, quanto menos comemos, menos fome temos.

Essa fórmula se transforma em nossa aliada, porque nos oferece armas naturais para combater a voracidade e gerar a saciedade.

– Fico mais tranquila, não sabia o que estava acontecendo comigo... – diz Maria Laura com alívio.

– É uma situação equivalente à do alcoólatra ou à do fumante que abruptamente para de beber ou de fumar: ocorre a síndrome de abstinência e eles se sentem mal. O organismo pede sem parar.

Por isso, é muito importante vir aos grupos: ajuda vocês a passar essa fase desagradável, ganhar forças, a não se sentirem sozinhos, a usar e passar o tempo necessário até o corpo se adaptar.

Além disso, atualmente é necessário, tanto para você, Maria Laura, como para muitos outros, encontrar formas de provocar a falta de interesse em comer. Uma das formas é a que acabo de descrever: quanto menos se come, menos fome se tem, menos se atrai pela comida, menos se pensa nela.

Obviamente, um comportamento é reduzir a ingestão para emagrecer; e outro é incorporar uma medida para manter o emagrecimento.

Depois disso a reunião correu com fluidez. Muitas pessoas falaram. Houve risos, palavras profundas e uma lágrima ou outra... Dúvidas se esclareceram, fortaleceu-se a vontade daqueles que acabavam de começar, confrontaram-se ideias errôneas.

Também aprovou-se e assegurou-se a eficácia do sistema integral de emagrecimento com a presença de pacientes já magros que estão há muito tempo em uma firme manutenção do peso.

Contaram suas experiências pessoais, principalmente como conseguiram passar esses três primeiros dias cruciais: para eles, vir aos grupos foi uma ferramenta fundamental.

Enquanto isso, Augusto permanecia calado, imóvel, apático. Eu suspeitava que ele não ia falar espontaneamente na frente de todas aquelas pessoas; então, me fazendo de bobo, pergunto:

– Como estão se sentindo os outros que estão começando hoje? Vejamos... você, aí no fundo.... – olhei-o fixamente.

– Ótimo, sinto-me maravilhosamente bem! – responde com surpreendente leveza. Na verdade, vim para presenciar as reuniões a convite e pedido seu; embora na consulta o senhor tenha aparanteado não entender nada a respeito do meu mal-estar.

– Por favor, queira compartilhar conosco esse "mal-estar" ao qual você se refere. Talvez possamos te ajudar...

– Infelizmente, meus pés e joelhos não conseguem acompanhar o ritmo do meu ímpeto. É uma doença pavorosa, e é engraçado o senhor mencionar a fome como um mecanismo pré-histórico. Tanta confusão por um pouco de excesso de peso, por uns quilinhos a mais! Minha percepção é de que o método é um erro absurdo e descomunal.

– Bem... – disse, esperando da parte dele uma feroz resistência.

Eu estou falando do nosso método para emagrecer; se eu sugeri que você viesse ao grupo de emagrecimento, deve ter sido porque observei alguma relação entre suas dores e os "quilinhos a mais" que você diz ter.

– Não faço ideia, eu não vejo relação entre meu problema articular e a comida. Pensei que vir ao grupo tinha uma finalidade diferente de fazer uma dieta maquiavélica, que causa tonteira, frio e ansiedade. No pior dos casos, preferiria fazer a dieta sozinho, sem passar por isso; simplesmente comendo um pouquinho menos…

– Você está bastante gordo e acho que você não quer perceber isso – confronto-o.

Veja bem! Não se trata de uma acusação pessoal, é apenas uma característica muito comum nas pessoas que têm o hábito de comer em excesso há muito tempo.

– Você quer dizer que estou gordo e nego isso?

– Digo que é uma característica subjacente a muitos gordos.

– Estou convencido de que minhas dores não têm relação alguma com a comida. Acho que a questão tem a ver com uma artrite da qual padecia minha mãe, certamente herdei esse problema dela...

– Talvez sua mãe não tenha nada a ver com a dor das suas articulações.

– Você não pode falar assim da minha mãe! Ela sempre teve relação com tudo que acontece comigo, seja bom ou ruim! – disse, aumentando o tom de voz.

– É muito provável que ela esteja relacionada com tudo o que acontece com você. Porém, pense na possibilidade, mesmo que por um tempo curto, de ela não estar.

Experimente quinze dias comendo o que nós indicamos e continue vindo aos grupos. Nosso método é muito eficaz e os resultados aparecem rapidamente.

Como você pode ver, há pessoas que estão magras e mantêm seu peso ideal há vários anos. Mas o que você não sabe é que muitas delas estiveram tão ou mais gordas do que você. A dieta não é tão temível ou "maquiavélica" quanto você imagina, você se sentirá muito melhor a curto prazo, como expliquei antes para a Maria Laura. Você não poderá mais culpar a sua mãe por tudo que acontece com você... Agora, se você terá coragem de fazer isso ou não, cabe a você decidir.

– Pelo visto, temos opiniões bastante diferentes. Acho que as pessoas estão aqui como consequência das maldições, desarranjos e mediocridades da modernidade; e se sacrificam em conjunto.

Isso me dá margem para lançar mão de toda a minha capacidade de inspeção: trouxe comigo uma grande lente de aumento. Com todo respeito, acredito que ao meu lado há um monte de seres estranhos.

Pelo que presenciei até agora, alguns de vocês começaram a falar até pelos cotovelos; alguns, graças a Deus, o doutor freou ao devido tempo; outros, mais timidamente, diziam coisas que não consegui escutar. Vários riram durante seus relatos e não consegui entender o motivo; muitas mulheres ficaram com a voz embargada ou simplesmente caíram em prantos. Também detectei que alguns permaneceram calados, imagino que devem ser os mais inteligentes...

Francamente, não entendo nada desta estranha comunidade.

Percebi que a verdadeira finalidade de Augusto era saber até que ponto as pessoas seriam capazes de reagir e de confrontá-lo por sua irônica descrição.

Ele tinha vontade de provocar, de discutir; de qualquer forma, ninguém disse nada. Acredito que muitos tenham se sentido desconfortáveis, bastante surpresos; alguns provavelmente ofendidos.

Talvez não tivessem vontade de lidar com alguém que parecia tão afastado da realidade; em vez disso, preferiram cuidar de si mesmos, da recuperação.

Então, faço uma pergunta arriscada:

– Por que você não muda um pouco a perspectiva das suas observações e troca essa sua "grande" lente de aumento por um "grande" espelho? – digo-lhe, com jeito.

– É melhor eu ir embora – murmura Augusto, e levanta-se abruptamente.

Desceu como pôde pelo corredor e saiu com um gesto irritado. Houve certa tensão na sala. Permiti que a tensão permanecesse por algum tempo... Depois perguntei em voz alta:

– Aqueles que estão no peso ideal há vários anos, que mensagem acham que seria mais adequada para se dizer em casos como este?

– Demonstrar que é possível – diz alguém. De qualquer forma, ele tem tanta gordura e negação que perece estar cego e surdo...

Apesar de tudo, devo admitir que me identifiquei com ele em algumas coisas. No começo do tratamento, eu tinha reações semelhantes, talvez não tão agressivas em relação ao mundo externo, mas de negação.

Na verdade, eu não saberia o que dizer a ele, seria como falar com uma parede e esperar que ela me respondesse...

– Exatamente. O mais difícil de todo o processo não é emagrecer, como poderíamos pensar, mas quebrar a resistência inicial. Nem todos cedem de imediato. Mais que isso: alguns nunca conseguem e já sabemos qual é o desfecho.

Por isso é tão importante perceber que o caminho começa com um primeiro e único passo... Depois outros virão, todavia, esse passo inicial representa o verdadeiro começo da recuperação. Talvez seja o mais difícil de dar, acabamos de comprovar isso...

Depois da intempestiva retirada de Augusto, curiosamente a troca de ideias na reunião atingiu uma profundidade incomum. Sem ter a intenção, ele fez com que muitos pacientes se fortalecessem: ninguém queria se parecer com Augusto; ou voltar a se parecer com ele. Porque a grande maioria em algum dia já tinha pensado como Augusto.

Assim como os casos de sucesso animam as pessoas que iniciam o tratamento, cruzá-los com casos que parecem perdidos também surte esse efeito, curiosamente. Em última análise, nos grupos é possível aproveitar de tudo.

Em seguida, dei atenção individual a alguns pacientes, enquanto o resto escutava... Os que estavam estagnados foram confrontados, relembramos as técnicas comportamentais; foi feito, sobretudo, um aprofundamento sobre como conseguir uma mudança filosófica integral, mais do que privilegiar apenas a mudança bem sucedida em que pode resultar o emagrecimento.

Pensei que aquele era um grupo muito enriquecedor; por outro lado, pensava em Augusto... Uma amarga sensação de despedida me perseguia.

E então, quando desci de elevador, para minha surpresa, vi-o na porta da clínica. Tinha uma expressão inquieta, instável; andava com passos curtos de um lado a outro; às vezes olhava como se estivesse me esperando. Os pacientes que saíam da clínica passavam por ele com cautela.

Mostrei-me indiferente e, brincando com sua impaciência e ansiedade, comecei a falar com outras pessoas. Dali a pouco me aproximei dele com um leve sorriso.

– O que houve, Augusto? – Por que você foi embora?
– Por nada... Não me senti bem. Fico mal quando falo sobre a minha mãe – responde aflito, olhando para baixo.

Amigavelmente, convido-o para tomar alguma coisa no bar do Centro Terapêutico, que só serve comidas e bebidas light. Ele aceita, ansioso. Entramos. Não tinha muita gente, cerca de quinze pessoas. Aproximamo-nos de uma mesa localizada no centro, nos sentamos e, depois de pedir um café, a conversa começou:

– Diga-me, Augusto, você não acha que não perderia nada se tentasse o tratamento por alguns dias e depois tirasse suas próprias conclusões?
Acho que você está enganado em criticar as pessoas e o método sem fundamentos sensatos. De qualquer forma, eu entendo a sua posição. Aqui já vieram muitas pessoas que resistiam como você, mas depois mudaram sua maneira de pensar, à medida que viam outras pessoas na mesma situação conseguindo emagrecer. Provavelmente elas se questionavam: "Se eles conseguiram, por que eu não? Por que eu me acho tão diferente, tão incapaz?".
Há pessoas que perderam vinte e cinco quilos em apenas quatro meses. O começo também lhes foi difícil, elas também negavam sua condição, talvez não tanto como você; posso te assegurar que, quando começaram a emagrecer, entenderam profundamente certos conceitos e aplicaram técnicas de controle, suas vidas mudaram para melhor.
É real, Augusto. Você os viu magros no grupo, não são figurantes contratados por mim... São pessoas que eram gordas ou muito gordas.
– Está bem, acredito no senhor. Considero que não é o meu caso. Talvez tenha algum problema de artrite, hormonal, de tiroide ou genético; portanto, inalterável.
Na realidade, eu queria lhe dizer, e por isso esperei pelo senhor, que extrapolei um pouco na reunião, estou arrependido. Devia ter deixado

passar mais tempo antes de falar com tamanha sinceridade; afinal de contas, tinha acabado de conhecer todas aquelas pessoas, não consegui me controlar.

Na verdade, pareciam mais ingênuos do que possíveis inimigos; o senhor quis me convencer do que julgava ser o certo, sem a malícia dos conspiradores. Peço desculpas.

– Tudo bem, mas pense que sua falta de controle talvez afete outros comportamentos da sua personalidade. Talvez, controlando o mais visível, que é o que a sua gordura deflagrou, ocorrerá um efeito dominó nos outros comportamentos excessivos e você deixará de extrapolar nas suas falas; você deixará de ficar tanto na defensiva, hipersensível, tão crítico em relação ao mundo externo, e tão cego ao ponto de não ver o seu estado.

Se você mantém uma visão irreal de si mesmo, é provável que perceba a realidade na sua totalidade de forma incorreta. Talvez seja isso o que esteja acontecendo. Não acho que você tenha problemas hormonais nem genéticos que o impeçam de emagrecer.

Volte amanhã. Como já disse: você não tem nada a perder.

– Bem, talvez eu venha para ver que vai acontecer, vou continuar estudando a questão. Tenho que abrir um espaço para essa questão nos meus apontamentos.

Nos meus arquivos já possuo uma coleção bastante formidável de apontamentos nos quais analiso o mundo contemporâneo sob uma determinada perspectiva.

Agora, se me der licença, preciso ir – e levanta-se, deixando o café intacto sobre a mesa.

Augusto foi embora sério, o olhar fixo; vi-o pensativo, com um gesto de negação que lutava fervorosamente para sobreviver. Contudo, imaginei que voltaria no dia seguinte.

Tive a impressão de que ele se arrependera verdadeiramente de sua avaliação negativa em relação às pessoas do grupo e ao método. Talvez precisasse se expressar daquela maneira, para que posteriormente um vazio dentro da sua cabeça precipitada gerasse certa introspecção e ele pudesse fazê-lo refletir pelo menos um pouco.

Essas são ações da mente que geram movimento de ideias, mudança de perspectiva e, por vezes, confusão. É a consequência de a pessoa se expressar e depois se repensar. Parece que assim aconteceu: no dia seguinte, Augusto voltou.

Novamente, eu tinha minhas dúvidas quanto às suas verdadeiras intenções, seus pensamentos imprevisíveis; o importante é que ele tinha voltado e já tinha uma aparência melhor.

– Olá, Augusto. Que alegria rever você...
– Hoje é outro dia, estou mais tranquilo. Novamente peço desculpas se ontem extrapolei com minhas palavras, não tive um bom dia; meus pés doíam muito, tinha dormido mal.
– Não tem problema. É melhor irmos para a reunião...

Já no salão do grupo, peço silêncio. Dirijo-me diretamente a ele. Cordialmente o desafio, pergunto como ele está e por que decidiu voltar depois de tantas críticas e oposição.

– Direi apenas uma coisa – exclama Augusto, com voz grossa e tom de mistério. Estive estudando minha situação e o senhor tem razão: estou um pouco gordo.

Pensando seriamente a esse respeito, percebi que minhas dores aumentam à medida que como mais e mais. É a física básica, é Newton, é a Lei da Gravidade...
– Você está certo, Augusto: quanto mais peso temos, menor a mobilidade, maior a dor.
– Não tenho coragem. Quero dizer, tenho medo de passar a comer tão pouco abruptamente. Só de pensar nisso, sinto angústia, vazio, tristeza, tédio, solidão; a lista é interminável...
– Imagine que seja como passar por um divórcio, mas em bons termos e com a ajuda do grupo.
– Na verdade, seria como uma morte, um luto dos mais tristes. Talvez como foi a morte de minha mãe. Não acho que eu possa aguentar – Augusto abaixa a cabeça, deixando um angustiante silêncio em todo o salão.
– Não se preocupe. Se você comer o que nós recomendarmos, em três dias não terá mais essa fome voraz, seu corpo vai se acostumar ao novo

estado, você se sentirá bem. E o mais importante: não sentirá falta daquela comida toda que você vinha ingerindo em excesso. Simples assim.

É assim ou não é? – pergunto a todos.

– Sim! – responde uma grande multidão.

– Em certos casos, leva apenas quarenta e oito horas.

Aqueles que estão em pleno processo de perda de peso e aguentaram esses dois ou três dias. Estão com fome agora? Estão sofrendo? Sentem fraqueza?

– Não!

– O primeiro ato que inaugura o tratamento de redução de peso é o que chamamos de corte.

Trata-se de um corte no excesso de comida, um corte na história de sempre, na impotência, no medo, um corte em muitas coisas, além de acabar com o excesso de comida.

Realmente alivia, a pessoa sente que se livrou de um grande peso mental, que é o primeiro passo para se livrar do excesso de peso corporal.

De qualquer maneira, não devemos nos confundir: não se trata de tomar uma decisão; talvez a decisão de emagrecer vocês já a tenham tomado mil vezes, mas essa é diferente: é mais piedosa, permissiva, com dias "livres".

Na realidade, comer em excesso é uma muleta para uma manqueira que não existe. Vocês não estão mancos; mas acreditam que estão e não têm coragem de soltar a bengala.

Essa bengala sustenta um prazer exacerbado, uma técnica de vida, um argumento, uma companhia inanimada à qual se atribui vida própria. Porém, essa é uma companhia asfixiante, que levou muitos de vocês a suportar uma grande obesidade.

É imprescindível perceber que a culpa não é da comida, mas do vínculo que mantemos com ela.

Não é você que pensa na comida quando está com "fome", é o excesso de comida que faz com que você pense nela.

Além disso, uma das razões pelas quais vocês estão gordos é que, neste mundo caracterizado pelo estresse, a necessidade urgente de comer em excesso funciona como um poderoso mecanismo de alívio, um mecanismo imediato que compensa aquilo que acreditamos que nossa razão não consegue fazer por si própria.

Contudo, a descarga e o alívio que sentimos quando nos enchemos de excesso de comida não medem as consequências negativas a longo prazo. Nos casos em que os riscos acabam sendo previsíveis ou já existem, não importa.

– Eu mal consigo andar por causa da dor, mas não posso aceitar ter que vir ao grupo para conseguir me controlar em relação à comida.

Sempre lidei sozinho com tudo – afirma Augusto com firmeza exagerada.

– Para começar, acho apropriado explicar a você que estamos diante de uma dependência, motivo pelo qual é muito difícil se livrar sozinho. Os grupos ajudam muito a fortalecer a vontade e a mantê-la firme e sem pausa até chegar ao peso ideal. Você sentirá isso à medida que vier e garanto que suas dores desaparecerão.

Tentamos fazer grupos heterogêneos, com diferentes tipos de gordos, de várias idades, porque o sistema se aplica da mesma forma a todos. O que não é igual é a forma como cada um encara a mudança. Assim, nos grupos, tentamos comparar, confrontar, fornecer ferramentas, informar as pessoas e oferecer contenção.

A mensagem começa como uma chuva fina que, a longo prazo, acaba encharcando a pessoa, e ela aceita a realidade, por mais dura que seja. Nesse momento começa a recuperação. É questão de tentar.

Muitas vezes, deixar de comer muito se torna algo trágico, "é o Apocalipse", talvez aquele do qual você falou no consultório, Augusto. O paciente sente como se tivesse ficado órfão, sozinho, e isso o impede de se atrever a concretizar a tentativa.

A ideia é rir de tudo, rir de como a extrapolação afetou a vida de cada um. Para alguns, mais; para outros, menos.

Assim, você vai sorrir para a dieta, com vontade, com humor, porque, a cada quilo perdido, aumenta a autoestima, e assim continua até se alcançar a meta.

– Fiquei pensando na comparação que o senhor fez, entre comer muito menos e um divórcio; não entendi completamente... – exclama de repente Augusto, para minha surpresa.

Pela primeira vez escutei ele dizer alguma coisa sensata. Aparentemente, suas dores conseguiram ativar alguns dos seus alarmes e o obrigaram a pensar de uma forma um pouco mais aberta.

Era um momento chave para apoiá-lo e mobilizá-lo com as palavras adequadas.

– Explico isso para todos. O vínculo com a comida no processo de emagrecimento é muito parecido com o de um casal que se separa, mas que deve continuar mantendo contato porque nos bons tempos tiveram filhos: a separação não é total, alguma coisa continua a uni-los.

Pois bem, suponhamos que um deles, depois da separação, continue sentindo amor pelo ex. Evidentemente vai sofrer. Pior ainda se continuar se relacionando periodicamente.

No entanto, se aprender a controlar seu impulso, deixará de sofrer tanto por causa do ex-cônjuge.

Da mesma maneira, a comida; apesar de em excesso ser prejudicial, é evidente que precisamos continuar a nos alimentar para viver. Estamos em contato constante com ela.

Porém, se mantivermos certa distância e a medida justa, a comida em excesso não entra no organismo. Por quê? Porque modificamos a forma como nos relacionamos com ela. Assim, ela também não nos prejudica.

O desafio reside em poder conviver com a comida sem extrapolar, ou seja, saber quais alimentos despertam dependência imediata e evitar consumi-los; quais situações da vida podem nos causar inquietação e aprender a lidar com elas de outra forma, sem exageros.

Em última análise, a mudança consiste em deixar de cultivar uma paixão descontrolada pela comida, para estabelecer uma amizade pacífica.

Por isso, a comparação entre o processo de emagrecimento e a separação de um casal que continua mantendo contato é apropriada: neste caso, é necessário também aplicar um corte inicial, para depois passar a medida e distância justas.

Assim, conseguiremos manter uma boa relação, que esteja sob nosso controle e que não nos machuque.

– Agora entendo, todavia, não conheço as ferramentas para modificar o vínculo – diz Augusto, um pouco zangado.

– Você irá conhecer e aplicar as ferramentas à medida que continuar a vir aos grupos.

Adianto a você que praticar atividade física, vir diariamente às reuniões e mudar o comportamento aplicando os conceitos de corte, medida e distância modificam a relação com a comida.

Essa modificação, em geral, costuma estar associada a outros planos da vida que estavam em conflito ou sem medida nem controle.

Pois bem, depois de continuar mais um pouco, o grupo finalizou a sessão. Em geral, os pacientes saem da reunião melhor do que chegam: sentem ter fortalecido sua vontade, ganham segurança por estarem em um caminho coletivo a ser seguido, melhoram o humor e, o que é mais importante: não se sentem sozinhos com o seu problema e veem uma saída possível e real.

Desta vez Augusto se retirou rapidamente, atitude que naquele momento não me preocupou.

Contudo, passaram dias, semanas... e ele não voltava. Depois de tanto tempo de ausência achei que não voltaria nunca mais... Ele tinha literalmente desaparecido. Tudo indicava que minhas tentativas haviam sido insuficientes para colocar um freio na sua dependência, para desterrar seus medos, sua enorme negação.

Nos casos como o de Augusto, em que a obesidade se encontra arraigada já há muito tempo, a pessoa costuma aplicar uma série de autoenganos, que a mantém nesse estado. Inclusive, mesmo que o excesso de peso possa lhe causar desconforto ou verdadeiro sofrimento, muitas vezes acontece uma adaptação por causa da impotência ou negação.

Por outro lado, a grande maioria das pessoas tem antipatia e grande resistência pelo método grupal de emagrecimento: muitas podem pensar como Augusto, que "sempre conseguiram fazer tudo sozinhas". Então talvez questionem: "Por que nesta questão não poderei também resolver sozinho?". Assim, tentam emagrecer por conta própria; podem até conseguir perder alguns quilos, mas, em geral, os recuperam pouco tempo depois.

Pois bem, a ideia dos grupos terapêuticos é unir as pessoas que possuem um problema em comum e transmitir uma mensagem clara. Qual é a mensagem? Que uma modificação integral na filosofia de vida é possível e, como "efeito colateral", produz uma melhoria geral, clareza mental e a pessoa consegue emagrecer. Abrange uma mudança comportamental, relacional e emocional em todos os aspectos.

Nos grupos, são tratadas questões como insatisfação, intolerância ou isolamento, como fazer para recuperar a lucidez, a atenção, o cuidar de cada conquista; além disso, neles explica-se como realizar o corte, conservar a medida e manter distância daquilo que "pode" nos prejudicar e que, de fato, nos prejudica.

Cada um é incentivado a fazer a dieta, realizar atividade física e continuar comparecendo às reuniões o máximo possível. Em última análise, nos grupos terapêuticos se aplica e se ativa um movimento interno e externo; uma mudança mental, emocional, filosófica, comportamental, relacional, social e corporal.

No tratamento da obesidade, a terapia de grupo ocupa um lugar central, porque o acompanhamento de outras pessoas que se encontram na mesma situação ajuda a descobrir comportamentos negativos e ativa o trabalho para modificá-las. Além disso, a energia gerada em grupo, com muitas vontades na mesma direção, é muito estimulante e se autopotencializa.

Por outro lado, nesse processo é fundamental o papel do coordenador, que deve ser um profissional capacitado para essa finalidade. Graças ao uso de estratégias dialéticas, humor, confrontação, comparação, competição saudável, solidariedade e troca, os grupos são ocasiões de reflexão para superar o problema.

A experiência de anos trabalhando com grupos terapêuticos me confirma que o verdadeiro poder de mudança não é pessoal, mas interpessoal.

Em relação a Augusto, após o repentino desaparecimento, no melhor dos casos o imaginava fazendo dieta por conta própria, tentando infinitas alternativas para emagrecer. No pior cenário, suspeitava que talvez estivesse considerando a atual tentação de se submeter a uma cirurgia gástrica. Também pensava que poderia continuar igualmente negativo, rodando pela vida com os mesmos pensamentos absurdos, sem fazer nada, arquivando em uma gaveta sua oportunidade de melhorar.

Evidentemente, Augusto me preocupava. De qualquer forma, estava tranquilo, porque tinha aplicado todas as ferramentas que tinha ao meu alcance… Também não ia organizar uma perseguição policial para convencê-lo.

Decidi deixar o tempo passar; talvez em algum momento ele recuperasse a lucidez. Porque, no fundo, mesmo que o considerasse quase uma causa perdida, tinha uma ponta de esperança: algumas mudanças sutis no seu discurso e algumas atitudes contraditórias que tinha percebido mostravam uma leve modificação do seu comportamento.

De fato, haviam passado apenas dois meses quando Augusto voltou; francamente, muito antes do que eu havia imaginado. Telefona e pede uma consulta.

Então combinamos um novo encontro. Quando o vi, estava gordo como antes. Porém desta vez se vestia de forma desalinhada, seu rosto já não transmitia negação, nem sua particular "loucura", mas sim tristeza.

– Augusto, você voltou... Como está?

De repente sua expressão se tornou muito esquisita. Olhou-me com olhos fixos, brilhantes, úmidos. Depois abaixou a cabeça e disse com uma voz entrecortada:

– Agora sim, não aguento mais – começa a suar e a tremer levemente.
– Calma, Augusto. Tome o tempo que precisar para me contar...
– Eu não tenho mais tempo. Tentei fazer dieta – diz em voz baixa, depois respira fundo. – Tentei por minha conta, comendo tudo light, também comecei a beber muito. Descobri que beber me tirava a fome e aplacava minhas dores com uma eficácia e rapidez incomuns. Deduzi que a bebida alcoólica e a comida light me emagreceriam de maneira rápida e feliz. Mas não perdi nenhum grama.

Fica em silêncio. Depois, continua:

– O mais grave é que, na semana passada, completamente bêbado, joguei fora um a um todos os alimentos light na rua, pela janela da minha casa: alguns caíram nos carros, outros sobre as pessoas que passavam. Foi um horror.
Comecei a berrar, a gritar absurdos e a insultar o mundo inteiro freneticamente. Dava para me ouvir no quarteirão inteiro, os vizinhos começaram a ficar incomodados.
Eram quase seis da tarde, as pessoas atravessavam para o lado oposto da calçada, com medo de levar uma sobremesa diet na cabeça.
O cúmulo, como se tudo isso tivesse sido pouco, foi sair pela rua com uma faca e sem camisa. As pessoas gritavam e corriam. Tropecei em alguma coisa e caí, a faca acabou em um bueiro. Estava completamente fora de mim.

Aparentemente, algum vizinho assustado que não aguentava mais tamanha expansão de loucura, gritaria e ameaças chamou a polícia. Logo depois a viatura chegou.

Acabei na delegacia, onde apaguei no chão imundo de uma cela escura.

– Caramba! – exclamei.

– Acordei na manhã seguinte, com uma ressaca terrível. Só me lembro do que estou contando, talvez tenha feito mais besteiras.

Supus que estava na delegacia. Já não tinha certeza de nada, até que vi na penumbra as tradicionais grades de metal e um dos meus "companheiros" de cela.

Sentia-me perdido. Tentava reconstruir os fatos e, quando conseguia lembrar de alguma coisa, uma fisgada no peito me causava uma dor insuportável.

A tontura fazia minha visão girar 360 graus, absolutamente tudo doía, minha garganta estava seca como cimento.

Fiz um esforço descomunal para me levantar daquele chão repugnante, engoli a pouca saliva que me restava e, agarrado à grade, comecei a gritar, a chorar feito uma criança.

Transcorridas mais ou menos três horas, um oficial grita meu nome e me convida a sair da cela. Entrei em um escritório cinza, muito pequeno, deprimente. O policial leu-me as acusações: Posse de arma branca, distúrbios, dano contra terceiros e ameaças.

Também me disse que havia cinco denúncias de vizinhos que já tinham comparecido para testemunhar, mas, como eu não tinha antecedentes, em breve poderia ir embora. Além disso, ia receber várias intimações do juizado para prestar depoimento, entre outras coisas...

Depois voltei para a cela e esperei que me dessem "alta". Eu chorava copiosamente.

Nesse instante, pensei no senhor.

– Que situação desagradável...!

Diga-me, Augusto, por que pensou em mim?

– Não sei... Agora, repensando, acho incrível ter me submetido a tamanha humilhação pública, expondo minhas misérias e meus ódios mais profundos com tanto escândalo.

Eu nunca tinha feito algo assim, e nunca tinha consultado um médico por minha conta...

Foram duas novidades para mim: uma ruim e outra não tão ruim, talvez por isso tenha pensado no senhor...

Depois da sua sincera reflexão, percebi que Augusto tinha conhecido o fundo mais escuro e abismal. Desmontou, estava verdadeiramente triste. Toda a teoria sobre fazer uma "dieta personalizada", seus delírios de grandeza e sua grande negação haviam afundado junto com ele.

O limite do seu descontrole havia sido um golpe duro.

– Augusto – digo com delicadeza – às vezes é necessário chegar ao fundo para poder se levantar.

Vou dizer algumas frases com as quais você talvez se identifique e que podem te ajudar a recuperar um pouco as forças neste momento tão difícil. São frases de pessoas que também chegaram ao fundo. O próprio fundo os fez levantar.

Anote-as neste papel, talvez você se distraia com elas, poderão trazer um pouco de alívio...

Eu não sabia por que nesse momento lembrava dessas frases com perfeição; talvez devido à urgência de animá-lo, ajudá-lo, pela angústia que sentia ao vê-lo assim.

Comecei a citá-las e ele as anotava com uma lentidão desesperadora; parecia querer absorver lentamente o significado de cada frase, de cada palavra.

– "O chão sobre o qual caímos é o suporte sobre o qual nos levantamos".

"Vai chegar a hora em que você vai acreditar que tudo acabou. Esse será o começo". "A presunção se vale de qualquer armadilha para não se confessar como tal".

Esta outra frase se aplica muito bem à comida: "Gosto de você como você é, mas não gosto de como você é comigo".

Depois de anotá-las e de pensar por um tempo, ele disse:

– São muito certas... Muito obrigado, fazem pensar... – percebi nele um pouco de entusiasmo, seu rosto começava a ganhar um pouco de cor.

– Augusto, por outro lado, lembro muito bem da primeira vez que você veio à consulta comigo. Nesse momento, você disse outros tipos de frases que me chamaram muito a atenção. Anotei-as também…

– Quais? – pergunta franzindo a testa, com desconfiança.

– Por exemplo: "Tenho uma missão seríssima: impedir o Apocalipse", "sou um escolhido", "venho trazer a paz mundial", "salvar o mundo". Você também citou que queria "combater a mediocridade com mais mediocridade ainda".

– É verdade.

– Proponho a você uma espécie de jogo: vamos inverter essas frases.

– Parece interessante… – seus olhos ganharam vida; apoiou seus antebraços sobre a escrivaninha, como uma criança que está na expectativa de se divertir.

– Para começar, vamos deixar apenas algumas palavras soltas das suas frases: "missão", "Apocalipse", "escolhido", "paz", "salvar", "mediocridade" – escrevo-as em um papel. Vamos começar com "missão".

Se eu dissesse a você que é verdade que você tem uma missão seríssima, que não é exatamente impedir o Apocalipse, mas que sua verdadeira "missão" neste momento é cuidar seriamente de você mesmo, o que você me diria?

– Hum... Neste momento tão caótico, pode ser…

– Depois: "Apocalipse". Acredito sinceramente que o "Apocalipse" que você quer impedir é o seu, do seu corpo, da sua razão. Não o do "mundo".

– A-ha, continue – diz intrigado.

– "Escolhido". Vamos modificar a palavra: escolher. Você acredita que escolhe comer demais; na verdade, está sendo escolhido pela comida que te proporciona um prazer excessivo.

Nesse sentido, você tem razão, é um escolhido, porém não por Deus para realizar uma reforma universal, e sim um escolhido pelo excesso.

Talvez você tenha que escolher realizar uma mudança profunda na sua vida. Uma mudança nas suas escolhas, pensar em que qualidade de vida deseja, pensar nas suas decisões, deixar que lhe ajudem.

Augusto fica pensando…

– Depois temos a palavra "paz". Aqui também você se desvia para o exterior em busca da "paz mundial". No fundo, acho que o que você procura é estar em paz consigo mesmo, sem tanta perturbação mental, sem tanta crítica em relação ao mundo externo.

Aparentemente, a busca externa mantém você ocupado, excessivamente entretido, sem poder se ocupar de você mesmo. Afasta você de si mesmo. Como você me disse antes, quando se viu caído na rua totalmente embriagado: "Estava fora de mim". É verdade, você estava muito afastado de si mesmo.

– Ufa! – exclama Augusto, esfregando os olhos e o rosto.

– Se eu estiver confundindo você, me diga…

– Não, não. Continue.

– Vamos continuar com a palavra "salvar". Aqui também aparentemente ocorre o mesmo mecanismo. A quem, a quantos você quer salvar? Quantas pessoas estão esperando o Augusto para serem salvas? – rimos juntos. Quem tem que se salvar da grande obesidade que tem é você, só você.

– O senhor me deixa sem palavras... – exclama, olhando para o teto.

– Espera, agora vem a parte mais interessante: "mediocridade". Parece que você quer combatê-la imperiosamente. Talvez o mundo hoje se encontre em um estado de mediocridade cultural, política, de comportamentos, de valores, de ética.

Parece que você está se referindo a outro tipo de mediocridade. Uma mediocridade entendida como um estado próprio e constante de permanecer no meio em tudo: você não vai para frente nem para trás, sem gerar mudanças pessoais necessárias.

Combater a outra mediocridade mundial, neste momento, não é no que você deveria pensar. Você está se desviando constantemente de você mesmo, Augusto.

– Se é assim, sinceramente não percebo. Ou talvez reflita um pouco quando chego a situações extremas, como a que passei.

– É que é muito difícil percebermos sozinhos. Não se sinta culpado, são mecanismos da mente que nem sabemos que utilizamos.

São defesas e autoenganos tão poderosos que somos incapazes de detectá-los sozinhos.

A pessoa se aguenta gorda porque, na maior parte do tempo, não se vê assim, ou não se vê tão gorda quanto está. Muitas vezes só percebe quando outra pessoa fala, se confronta com um número da balança, com uma foto, algum exame clínico, tem alguma dor física insuportável. Ou quando passa por alguma situação extremamente desagradável, como a que aconteceu com você.

No seu ato de descontrole descomunal, estando totalmente embriagado, a polícia colocou um freio: a Lei funcionou como um terceiro que fez você perceber que está diante de um problema. Você foi "enquadrado".

– Não sabia que estava sendo enganado por mim mesmo. Que estranho!

– Sim, é estranho. O simples fato de perceber o que está acontecendo com a gente pode ser o começo de uma mudança.

– Achava que podia dar conta de tudo sozinho, não aceitava que minha forma de comer e de pensar tinha ficado fora de controle, nem que precisava da ajuda de outras pessoas.

Após outro silêncio, confessa:

– Estou disposto, entregue para fazer o tratamento.

– Bem, comecemos o mais cedo possível. Fico muito feliz por você finalmente ter tomado coragem. Só lamento que você tenha tido que passar por momentos não muito gratos e de sofrimento.

Nunca é tarde..., há algo melhor à sua espera.

Augusto saiu da consulta animado, com outro semblante.

Ele precisou passar por vários momentos de extravio, entrar em choque consigo mesmo e com um firme limite externo. É que algumas pessoas com excesso de peso significativo perdem o juízo. A alteração do pensamento é muito comum em intensidade e regularidade entre os obesos "históricos".

Por exemplo, pode se apresentar a incapacidade de perceber seu estado, levando-os a acreditar firmemente que seus quilos a mais não têm nada a ver com o consumo desmesurado de comida.

A repressão, a negação, o isolamento, a projeção, a racionalização, a regressão, o deslocamento, a conversão, a interiorização, a formação reativa, a sublimação, a desatenção seletiva e o automatismo são as principais defesas que utilizamos para negar um estado real de consciência.

Através delas, a informação passa para o inconsciente e ali é maquiada de diversas maneiras antes de chegar ao consciente. Assim, enviamos o que está dentro para fora, experimentamos os fatos sem senti-los, inventamos uma história substituta ou substituímos a ameaça por algo inofensivo.

Os vestígios desses mecanismos de defesa aparecem tanto nos comportamentos quanto no discurso. Nossas defesas nos isolam da verdade. Assim, aparentemente estaríamos condenados a repetir nossos erros, a cair na estranha, porém comum, "compulsão à repetição", também denominada na psicologia "lei da frequência", que é a tendência à repetição de determinadas experiências, sem importar se seus efeitos são favoráveis ou nocivos.

A longo prazo, a defesa acaba se transformando no próprio comportamento do indivíduo e se manifesta na forma particular de agir perante aquilo que se pretende não ver.

O caso de Augusto nos mostrou como esses mecanismos de defesa são poderosos e o grau de dificuldade que acarreta desarticulá-los. Contudo, não é uma tarefa impossível.

Se o mesmo comportamento transbordante ocorrido quando estava embriagado, com a polícia e tudo mais, tivesse ocorrido sem que ele tivesse vindo à Clínica previamente, onde percebeu certas luzes de mudança, é provável que tivesse continuado com sua negação. Talvez o esperasse um futuro bastante preocupante e incerto. Não obstante, pensou em mim. É provável que para ele eu representasse a possibilidade de mudança.

Agora caberia colocar o que se deve implementar no caso do Augusto. Em primeiro lugar, conseguir abrir sua visão, sua maneira de pensar, mostrar a ele outras pessoas com mecanismos semelhantes que conseguiram "saltar o obstáculo", encorajá-lo a abandonar a bengala que sustenta sua defesa.

Para que ele não se sinta indefeso, é indispensável incluí-lo em um sistema integral de contenção, movimento e direção, para que possa assumir a responsabilidade pela sua própria realidade e olhar de frente seu corpo e seus comportamentos.

Esse é o primeiro passo para diluir a resistência do paciente à mudança. A partir daí é possível começar a trabalhar com o tratamento integral.

Como Augusto aparentava não ter salvação, a virada que conseguiu dar foi surpreendente: realizou o tratamento com muita firmeza. Em apenas 11 meses conseguiu perder os quase 70 quilos. Suas dores desapareceram.

Ele mantém o peso há um ano e sete meses. Comparece aos grupos diariamente, faz terapia individual, realiza atividade física e adotou outra medida na sua vida, que hoje lhe traz satisfação, tranquilidade e sensatez.

Seus pensamentos delirantes foram desaparecendo desde o começo do tratamento. Hoje estou em condições de afirmar que a magreza lhe conferiu a prudência que carecia.

No seu caso, comparecer aos grupos foi fundamental, porque ele compreendeu conceitos profundos, desconstruiu todos os seus preconceitos sobre as pessoas e aprendeu a se relacionar com mesura e objetividade.

Quando atingiu seu peso, a ideia de cuidar foi imprescindível nele para que conseguisse se manter.

Augusto é um bom exemplo para aqueles que, no início, passaram por uma situação semelhante de negação e tiveram pensamentos alheios à realidade: é a confirmação e a garantia de que, mesmo nos casos mais difíceis, a mudança é possível, real e duradoura.

2

A TRAIÇÃO

Kristen abre sua alma

Kristen nasceu na Alemanha e mora na Argentina há mais de duas décadas; quando fala, ainda preserva seu sotaque alemão. Ela lembra que, durante os primeiros anos em nosso país, teve bastante dificuldade para aprender nossa forma imperfeita de falar espanhol.

Seu olhar de penetrante cor azul transmite sinceridade. O cabelo loiro quase não contrasta com sua pele tão branca; mesmo à sombra, Kristen parecia ter luz própria. Uma bela mulher, sem dúvida.

Pois bem, ela nunca tinha tido problemas de obesidade. De forma natural e constante havia se mantido entre os 80 e 85 quilos. Ou seja, manteve o peso que correspondia ao seu metro e oitenta de estatura.

Contudo, depois de passar por uma experiência traumática, a obesidade eclodiu no seu corpo a partir dos 42 anos de idade. Chega à Clínica 7 anos depois, com um excesso de 50 quilos, pesando no total 142.

Devido a esse imprevisto e grande excesso de peso, Kristen hoje apresentava uma constituição robusta e maciça. Com o orgulho disfarçado, exibe vestidos folgados e elegantes, confeccionados com tecidos delicados; ostenta uma presença física impactante. Nunca passa despercebida.

Em nossa primeira consulta, observo que é uma pessoa séria, rígida, elegante, um pouco distante; forte na aparência, porém com gestos delicados, femininos. Ao me cumprimentar, estende a mão...

No início da conversa, comenta que não suporta sua imagem corporal atual. Depois de várias tentativas em vão, se sente incapaz de emagrecer e a ideia de se submeter a uma cirurgia gástrica já assalta sua mente.

É provável que Kristen esteja convencida de que não consegue perder peso devido a tratamentos ineficazes e a certos pensamentos errôneos que a impedem de achar uma solução eficaz para reverter sua obesidade.

De certa forma, impõe obstáculos a manter um diálogo coerente e vital consigo mesma e com o exterior, ou seja, fica mentalmente confusa e não tem coragem de ativar um comportamento que lhe permita emagrecer. Apesar de aparentar ser uma mulher firme e organizada, carrega uma crônica estagnação. Sua vontade vai e vem. Mantém-se em um ir e vir que esgota, paralisa, não a leva a lugar nenhum.

Apesar de todas as idas e vindas, chama a atenção o fato de Kristen perseverar, brincar o tempo todo de emagrecer. É a típica senhora gorda que está sempre de dieta, mas não perde um grama. Ela não consegue entender a razão disso. Porque talvez não possa nem queira saber qual é... "Alguma coisa me trai", diz em relação à sua impossibilidade de perder peso. Em pouco tempo eu saberia qual era essa traição.

Na consulta também comenta que se separou do seu marido há cinco anos, momento em que sua gordura se instalou definitivamente. Tem dois filhos, que, segundo ela, estão desconcertados com a sua repentina obesidade; sutilmente lhe mandam mensagens que a afligem e atormentam. Não obstante, Kristen nunca exibe sua impotência, nem revela nenhum sentimento sobre a questão.

Nesse ponto, quero me deter: seus sentimentos.

Durante a conversa, confessa que a separação acabou com ela, porém nunca mostrou seu sofrimento interno. A partir de então, a forma de se relacionar afetivamente com seus amigos e com sua família mudou radicalmente. Também comenta que socialmente se transformou em uma pessoa muito fechada. Diz que se mostra diante dos outros de forma agradável, mas exagerada. No fundo, esconde um profundo mal-estar, uma grande tristeza e um péssimo humor.

Enfatiza que está completamente fechada para a possibilidade de uma nova relação amorosa. Seu ex-marido a trocou por outra, após dois anos de infidelidade oculta, de traição. Ela já não se interessa pelo seu corpo da mesma forma que antes da separação.

Surpreendi-me com a confiança que depositou em mim, ao revelar tão rapidamente as profundas mudanças dos seus comportamentos e sentimentos. Evidentemente, para ela era imperativo transmiti-las.

– Diga-me, Kristen, quando você se divorciou, qual era o seu peso? Você se lembra?
– Acho que estava perto de 120 quilos.
– Quanto você pesava nesses dois anos anteriores ao divórcio, ou, melhor dizendo, antes de você desconfiar que ele estava traindo você?
– 85, mas aumentava progressivamente dois quilos por mês, mais ou menos.
– Ou seja, poderíamos estabelecer uma relação íntima entre a traição do seu marido e o surgimento do seu excesso de peso.
– Sim. Dois anos antes do divórcio já desconfiava que ele me traía.
Contudo, não disse nada, meu silêncio era absoluto. Ao mesmo tempo, minha maneira de comer se modificou. Diria que não era comer, na verdade, era cobrir, encher, acalmar; comecei a ganhar peso.
Não obstante, não me dediquei a emagrecer, muito pelo contrário: preferi me dar o prazer de comer cada vez mais, ao invés de emagrecer para que ele gostasse de mim... Comecei a me odiar, a odiá-lo. Nesses dois anos, enquanto a dúvida da traição me carcomia, ganhei 35 quilos.
Desde então deixei de gostar de mim. Nos cinco anos posteriores ao divórcio, ganhei mais 15 quilos.
– Durante esses dois anos anteriores à separação do seu marido, como era a atividade sexual entre vocês?
– Com o tempo, foi se deteriorando. Houve uma diminuição da atividade sexual proporcional ao meu ganho de peso e à desconfiança de traição. Minha autoestima era cada vez mais baixa. Sentia confusão, instabilidade, raiva contida, timidez, vergonha, sentimentos de culpa e de pouca atração.
Realizávamos práticas sexuais menos criativas, sempre no escuro. Quando éramos jovens isso não acontecia...
Também tinha muita dificuldade de lhe comunicar meus sentimentos e necessidades. Sabia que se lhe perguntasse se estava com outra, ia me responder que não; era em vão.

– Ou seja, a desconfiança da traição mudou quase toda a sua vida... Você pode identificar em que se baseou a sua desconfiança?

– De repente a nossa relação havia mudado. Ele chegava em casa cada vez mais tarde, parecia estar em outro mundo e eu percebia nele uma estranha felicidade para a qual não encontrava motivo. Perguntava-lhe: "O que está acontecendo com você? Por que está tão contente?" Costumava responder-me: "Nada... Estou lembrando de coisas divertidas que aconteceram no trabalho..."; ou então respondia defensivamente: "Por acaso preciso de um motivo para estar contente?".

– Quando teve certeza de que ele estava te traindo?

– Depois de dois anos sentindo que ele estava diferente, tomei coragem para ir ao seu trabalho, no final do expediente. Vi ele atravessar a rua abraçando uma moça muito jovem. Depois se beijaram.

Voltei para casa, peguei grande parte das minhas coisas e fui morar na casa de uma amiga. A partir de então não o vi mais, nem o confrontei. No dia seguinte pedi o divórcio. Isso aconteceu há cinco anos.

Foi uma situação muito difícil, me senti uma idiota.

– Como você lida com a questão dos filhos? Refiro-me a como você faz para não vê-lo, porque têm as crianças...

– Meu advogado disse a ele para levá-los à casa da minha mãe todos os domingos à noite, depois eu passo para buscá-los. Foi assim que nunca mais o vi. Fico com as crianças durante a semana, ele nos fins de semana.

– Agora, voltando à questão da traição... Você chorou a traição, a desconfiança transformada em realidade?

– Não, não chorei.

Depois de um breve e tenso silêncio, acrescenta:

– Não costumo chorar. Diria mais, nem lembro da última vez que chorei. Tento encarar as coisas dolorosas como parte da vida.

Chorar não é uma característica da minha personalidade. Mesmo que possa parecer estranho, racionalizo tudo, assim aplaco a dor.

– Como é isso? Explique-me...

– Penso coisas. No caso do divórcio, pensei que foi um fato positivo, porque uma relação contaminada e suja entre nós seria prejudicial para nossos filhos. Esse pensamento me aliviou – explica com segurança.

– Você o amava?

– Hum... Depois de 20 anos de convivência as coisas mudam, os sentimentos ficam mais moderados. Mas os códigos e os valores continuam sendo os mesmos. Não posso dizer que o amava como quando o conheci; de qualquer forma, o componente da traição durante o período final foi uma coisa que não pude conceber, nem concebo.

Acho que eu teria encarado os fatos de outra forma se ele tivesse me dito diretamente o que estava acontecendo, sem levar uma vida dupla durante dois anos.

– A traição oculta derrubou você...

– Tornou-me mais fria, impermeável. Ainda mais descrente de tudo.

– Atualmente, seu comportamento e sua vontade continuam te "traindo"? Porque antes você disse que se sentia incapaz de emagrecer porque "alguma coisa me trai".

Será que você não comeu e continua comendo a traição? E ainda por cima consegue fazer com que você não emagreça, que oculte seu corpo, que traia a atenção que merece? Kristen, aquilo que não se chora para fora, inunda por dentro... – afirmei com temerosa audácia.

Ela abaixa o olhar. Depois de uma pausa prolongada, indico:

– Por hoje terminamos. Vejo você no consultório na sexta-feira, neste horário. Combinado?

– Combinado...

Pois bem, às vezes a obesidade tem características secretas que permitem sustentá-la. No caso de Kristen, fatores mais profundos e psicológicos do que na obesidade "clássica" influenciam o quadro.

Por isso, no caso dela, considerei apropriado continuar tendo outros encontros individuais antes de incentivá-la a realizar o tratamento integral. Primeiro, era necessário amolecer sua personalidade para ela começar a expressar em palavras suas emoções, seus sentimentos tão ocultos, aprisionados.

Esta é razão pela qual a obesidade de uma pessoa deve ser observada pelo especialista com extrema perspicácia, acuidade intelectual e faro apurado. Tal como assinala Friedrich Nietzsche: "Ao investigar os segredos de uma alma, o médico deve ser tão engenhoso como um policial ou um detetive".

Existem pessoas que, como Kristen, em determinadas situações traumáticas inibem sua expressão verbal, seja por medo de que lhes digam mentiras ou, pior ainda, de enfrentar uma verdade, uma realidade dolorosa. Também percebem um grande risco de que, sabendo a verdade, possa haver uma alteração no curso das suas próprias vidas. Por isso, em geral, preferem se calar.

Na tentativa de ocultar o que está acontecendo, subjaz o medo de não poder eternizar a vida que levavam. Com frequência seus valores se atrofiam e persiste uma indócil resistência à mudança.

Depois de ter passado por um pré-divórcio traumático e um posterior divórcio, a obesidade de Kristen se instalou de vez. Talvez em um primeiro momento ela tenha se agarrado à comida por causa da sua dor e da sua incapacidade de obter outros prazeres genuínos, de plenitude e felicidade na vida. Se agora encontrou no comer sua principal fonte de felicidade e alívio, ou mesmo a única, estamos diante um problema.

Kristen é um caso especial. Um caso que deve ser abordado com muita cautela e inteligência, trabalhando em várias frentes ao mesmo tempo.

É crucial tratar do seu aspecto psicológico-emocional, porque de que adiantaria Kristen emagrecer se não se desarticulassem as gordas defesas que a protegem dos seus sentimentos, emoções e depressões; se não se dissolvesse o comportamento traiçoeiro em relação a si mesma. Ela continuaria igualmente fechada no que tange ao seu aspecto emocional. Além disso, sua autotraição permaneceria oculta, pronta para enfraquecê-la a qualquer momento e fazê-la engordar novamente.

Pois bem, uma semana depois, Kristen vem à consulta. Notei-a mais séria e rígida do que de costume. Parecia esconder uma grande aflição que lutava para sair. Sua expressão, reprimida, me chamou a atenção.

– Como vai, Kristen? – pergunto-lhe em tom sério.
– Do mesmo jeito.
– Diga-me... Você pensou sobre o que falamos da última vez?
– A verdade é que pensei bastante. Também comi bastante – riu.

Seu riso também chamou minha atenção. Até agora nunca a tinha escutado nem a visto rir. Surpreendi-me com a mudança repentina entre a seriedade que mostrou quando chegou e agora, segundos depois, que estava rindo!

Talvez fossem duas facetas opostas de Kristen que começavam a aparecer, a se mostrar. Se alguma coisa estava se movendo nela, era um bom sinal.

– E no que você pensou, Kristen?

– Principalmente na traição. Penso que fui traída pelo meu marido e agora estou traindo a mim mesma, boicotando toda tentativa de emagrecimento.

Percebi que minha autoestima se arrasta pelo chão, uma tristeza contida me acompanha aonde quer que eu vá e não consegue sair, não consigo chorar. Também fiquei surpresa por não ter derramado nenhuma lágrima durante a separação, nem sequer chorei quando o vi beijar a outra moça.

Não houve luto, não sinto saudades dele, não penso nele. A única coisa que sinto é que minha forma de pensar mudou a partir de então, mais nada.

– Não terá mudado sua forma de sentir?

– Mas eu já não sinto nada...

– Justamente por isso: você passou de sentir para não sentir nada.

– Talvez... Acredito que não.

Depois de um longo e pensativo silêncio, acrescenta:

– Você tem razão, é verdade: não sinto nada ou quase nada. Acho que não tenho coragem de sentir. Meu único vínculo afetivo é o que mantenho com meus filhos.

– Como assim, mais nada? Tem certeza?

– Sim, acho que sim.

– Bem, alguma coisa é alguma coisa, Kristen... Não acha? – rimos juntos.

– Antes sentia amor pelo meu marido, tinha grande afeto pelos meus amigos. Agora não vejo ninguém, acho que há anos arrasto uma grande depressão – abaixa o olhar.

– Isso costuma acontecer depois de uma separação ruim. É necessário destacar que está se estendendo por tempo demais... O que mais você pensou?

– Vejamos... Ficou dando voltas na minha cabeça uma frase que você citou e com a qual concluiu a última consulta: "Aquilo que a gente não chora para fora, inunda por dentro".

Suponho que você quis dizer que a inundação se referia à minha obesidade. Que minha gordura é fruto de não querer sofrer, melhor dizendo, de não querer sentir dor, de não chorar, de não enfrentar meu marido, de não insultá-lo, não ir à forra. Literalmente, comi a traição em silêncio...

– Isso mesmo, Kristen. Em uma situação tão dolorosa, pode acontecer de a pessoa se inibir completamente, reprimir seus sentimentos, suas palavras. Tudo se petrifica.

Contudo, a angústia precisa se expressar de alguma forma. Sua expressão pode ser consciente ou inconsciente.

Muitas vezes, o corpo opera como via de escape, assume o lugar de orador, de transmissor dessa dor. Ou seja, aquilo que não conseguimos, que não temos coragem de dizer ou sentir, reflete no corpo ou se manifesta nele.

É uma energia de expressão que necessariamente, cedo ou tarde, aflora. E como já dissemos, faz isso utilizando-se das vias disponíveis.

– Nunca nos livramos da dor! – exclama zangada, levantando a voz.

Observei que Kristen precisava urgentemente expressar tudo o que acontecia no seu interior. Durante vários anos ela mantivera um silêncio obscuro. Agora, com minha ajuda e companhia, acabava de começar a reescrever, a verbalizar esse difícil capítulo da sua história. Já era possível perceber mudanças sutis: ria, se zangava, levantava a voz; antes, seu discurso era monocórdio, não conseguia imprimir nenhum afeto às suas expressões.

– Diante da dor, nem todos reagimos da mesma forma, Kristen – digo com voz suave para tranquilizar a ira dela. São muitos os mecanismos que possuímos para maquiá-la, disfarçá-la, transformá-la, negá-la. Não acontece só com você, acontece com todos.

– Dá a impressão de que esses mecanismos não são muito eficazes – comenta, resignada.

– É tudo o que a mente pode fazer para não sentir uma grande angústia. Muitas vezes, não estamos preparados ou não temos a força suficiente para sentir e lidar com uma grande dor.

Esses mecanismos são necessários, porque de certa forma nos protegem, mas só por certo tempo; depois nos fazem perceber por outras vias que algo em nós não anda bem.

– É verdade. Se não fosse assim, eu não estaria aqui tentando resolver um problema, acreditando que é a obesidade. Na realidade, o problema é outro, mais profundo, mais elaborado, que se manifestou na forma de gordura.

– Talvez você tenha razão. Seu excesso de peso inicial, o que apareceu quando você desconfiava que seu marido estava lhe traindo, talvez tenha sido uma inundação, era o disfarce de uma grande pergunta que você formulava para ele, sem palavras: "Você está me chifrando?".

Além do mais, é provável que seu excesso de peso tenha se transformado em uma ferramenta eficaz: te protegia dos seus sentimentos; do seu interior, do seu ambiente afetivo.

Acredito que você buscava se defender de algo que lhe causava dor e evitar a realidade. Comer com prazer, em grande quantidade e com frequência cada vez maior lhe proporcionava gratificação.

Possivelmente você utilizou esse excesso de peso inicial para distorcer seu campo emocional; também para ocupar e preencher o lugar da dolorosa realidade que você intuía, através do grande prazer que descobriu em comer alimentos saborosos excessivamente.

– Tudo junto? – riu.

– É positivo que você possa rir... De qualquer forma, o mais preocupante, Kristen, é que depois da separação você continuou a engordar; e agora você se sente incapaz de emagrecer.

Aparentemente, a traição ainda persiste. Talvez com o tempo tenha mudado de direção: a traição do seu marido talvez tenha se deslocado secretamente para você mesma, incorporada visivelmente ao seu corpo e à sua mente, ao seu comportamento, à sua maneira de se relacionar.

Provavelmente, no início isso se manifestou sob a forma de excesso de peso e, posteriormente, de obesidade. Agora ela gera seu próprio comportamento traidor, que te boicota e impede o seu emagrecimento.

Volto a repetir uma coisa que você citou na primeira vez que conversamos: "Alguma coisa me trai e não consigo emagrecer". Poderíamos completar o lado oposto desta frase: "Alguém me traía – meu marido – e comecei a engordar".

Não será a mesma traição que agora opera em você mesma, sem você perceber? Talvez você tenha traído e abandonado a Kristen magra e sensível por um amante novo, fiel, gratificante e que aparentemente não trai: a comida.

Por isso eu havia lhe perguntado antes se neste momento o seu único vínculo afetivo é com os seus filhos e nada mais; porque talvez você também o tenha com a comida.

Talvez você tenha transformado a comida em um tipo de pessoa. Você encontrou na comida um objeto/substância capaz de proporcionar gratificação e bem-estar. Assim, o objeto transformou você, que é um sujeito, em objeto; sendo a comida quem fala com você, como se fosse uma pessoa, melhora seu estado emocional, procura você, porque você transformou a comida, deu a ela vida própria, poder sobre você.

A contradição é que, com o passar dos anos, ela se voltou contra você: te engorda, te confunde, te trai, não te deixa emagrecer.

Atenção, isso é só uma interpretação extraída das suas palavras, talvez errada... O que você acha?

Kristen parecia confusa, franzia a testa com força, como se estivesse pensando à velocidade máxima. De repente, estica-se para trás, relaxa, suspira. Pouco tempo depois, responde:

– Não tinha pensado nessa questão tão profundamente... Pode ser. Nós achamos que nos conhecemos totalmente. Mas, em geral, sabemos muito pouco sobre nós mesmos, sobre nossas próprias reações.

Há algo correto no que você diz: não é por acaso que nos últimos dias eu tenho pensado na traição, no choro que inunda, na obesidade e na autotraição com minhas tentativas de perder peso. São questões que abordamos na primeira consulta.

Eu sabia que, de uma forma ou de outra, tudo estava relacionado. Você acabou de construir as pontes, de dar forma e sentido a tudo, ou quase tudo...

– "Eu sabia que de uma forma ou de outra, tudo estava relacionado" – repito literalmente suas palavras.

– Sim.

– Como você percebeu?

– É como quando, em uma fórmula matemática, precisamos descobrir uma incógnita. Para revelá-la é preciso eliminar equivalências, aquilo que sobra e confunde.

Então, só restaram algumas palavras minhas, também frases suas. São as que disse há pouco: traição, choro que inunda, obesidade, autotraição, impossibilidade de emagrecer. Nessa ordem.

– Exatamente. A sequência é como você disse.

– O que não entendo é como consegui fazer isso – pergunta-se Kristen, curiosa.

– É o resultado de fazer terapia, de se expressar. As ideias começam a se organizar à medida que são expressas em palavras, os nós vão sendo desatados, é possível perceber aquilo que permanecia oculto.

É a famosa cura através da palavra, instaurada por Freud. Ela só é possível com a orientação de um especialista.

– Eu sozinha nunca teria conseguido?

– Muito dificilmente você perceberia pelos seus próprios meios aquilo que foi deflagrado por trás para ocasionar um estado não desejado.

Sua mente por si só deixa você ver apenas a gordura, a depressão que você diz ter, sua impossibilidade de emagrecer.

– O que não entendo é por que eu cismei em atacar a comida...– questiona intrigada.

– É a busca do prazer, da recompensa imediata.

Muitas pessoas, não só você, quando comem certos alimentos têm a vivência instantânea, porém fugaz, de euforia, bem-estar, energia.

Um conjunto de substâncias, que vão da nicotina aos carboidratos, passando pelo álcool e a cocaína, produzem esse estado.

Também pode ser fruto de certas atividades compulsivas.

Algumas pessoas cismam com a comida. Outras começam a beber muito ou a fumar três maços de cigarros por dia. Existem aquelas que jogam ou trabalham compulsivamente; também podem se fixar em drogas ou em comprar coisas de que não precisam.

Vale destacar que a característica, a atração especial que a comida possui, é que a respiramos periodicamente, todos os dias de nossa vida. Está ao alcance, gratifica imediatamente, não trai, pode estar sempre ao nosso lado.

Além disso, hoje em dia muitos alimentos têm componentes que geram dependência instantânea. Por isso há muitos gordos: é muito difícil para algumas pessoas se desprender da comida e emagrecer.

– Mas por que eu, por exemplo, não cismei em usar drogas?

– Tudo depende da personalidade de cada um, do que se pretende não ver e do que a pessoa tiver mais perto para obter um bem-estar real, imediato, porém passageiro; não dura para sempre.

O ciclo de busca do prazer imediato se repete indefinidamente, sem prever o dano causado a longo prazo.

– Ou seja, tudo está baseado em transformar dor em gozo...

– Em certos casos, sim. Por isso, valeria a pena questionar: o que come realmente uma pessoa gorda em pleno empanturramento?

Não é comida, mas ela acha que é comida.

Na maioria das vezes, come as palavras, come os sentimentos, ansiedades, raivas, alegrias, medos, angústia, dias mortos, o que não fez, o que não disse.

Às vezes também come o que não teve coragem de perguntar, o que não teve coragem de saber, ou o que ficou sabendo sem desejar. Também come isso, não só a dor.

Em última instância, provavelmente alguns gordos não comem para viver, vivem para comer, comem até a si mesmos: engolem a verdade, comem seu crescimento, o futuro, sua autonomia, identidade, sua autenticidade.

Após uma breve pausa, Kristen exclama com a voz entrecortada:

– Eu comi tanta dor...

De repente desata a chorar. Passo-lhe um lenço. Mantenho silêncio e permaneço ao seu lado em seu grande desabafo.

Não é fácil ajudar uma mulher traída. Sua mente é um formigueiro constante de perguntas sem respostas, sentimentos de culpa, solidão, abandono, com acusações do tipo: "O que eu fiz de errado para meu marido me trocar por outra?".

Em geral, quando o ser humano comete uma falha, acredita que tenha sido ocasionada por um motivo oculto à sua razão. Isso gera muita culpa e, então, o cruel castigo que a pessoa considera merecer é consumado.

Muito provavelmente Kristen aplicou a si mesma a condenação com a qual seu ex-marido a castigou: a traição. Agora ela se autotrai constantemente com a questão de emagrecer.

Além disso, depois de algumas sessões, confessou que não só traía cronicamente sua vontade de emagrecer, como boicotava empregos que lhe eram oferecidos, inclusive trabalhos que conseguia como autônoma. Era comum também combinar encontros com seus poucos amigos e deixá-los esperando.

Assim era sua vida: contraditória. Sua vontade se encontrava subjugada à traição constante e inconsciente.

Pois bem, passado algum tempo de sessão, Kristen parou de chorar. Parecia mais aliviada. Então tentei animá-la:

– Está tudo bem, fique calma. Foi como se uma represa tivesse sido aberta e você pôde chorar – rimos juntos.
– Na verdade, parece que foi destruída... – acrescenta sorrindo, enxugando as lágrimas.
– É muito bom você chorar, começar a descarregar de uma forma genuína, e não comendo demais.
Parece que hoje tivemos uma conversa bastante esclarecedora, positiva. É melhor congelar este momento, não vamos dizer mais nada.
Nos encontramos na semana que vem.
– Está bem... – diz suspirando, aliviada.
– Ah! Continue descobrindo incógnitas... – rimos novamente.

A terapia psicológica inicial avançava rapidamente. Grande parte dessa rapidez era efeito da boa predisposição de Kristen, de sua aguda inteligência. Contudo, já seria conveniente que, junto com as primeiras sessões de análise, ela começasse a aplicar o sistema integral de emagrecimento.

O tratamento que deverá ser iniciado não vai ser diferente daquele indicado para outras pessoas. Porém, no seu caso, é necessário dar ênfase especial ao desenvolvimento emocional e social. Também é importante desanuviar sua mente através de um corte na ingestão dos alimentos viciantes, já que alteram sua química cerebral e comandam poderosamente seus estados de ânimo.

Por outro lado, suspeito que a prática de atividade física será um comportamento determinante para gerar mobilidade em todos os sentidos: corporal, mental e social. Também para ela se mover na vida de uma forma diferente, se afastando de comportamentos traiçoeiros que a subjugam sem parar.

Tal como sustenta Paul Dudley White: "Uma caminhada vigorosa talvez fará muito mais por uma pessoa do que toda a medicina e psicologia do mundo".

De modo que, no caso dela, é preciso equilibrar simultaneamente seu funcionamento químico-cerebral, alterado pela ingestão de alimentos viciantes.

Isso se alcança através da instauração de novas formas de se relacionar com a comida, aplicando o corte, a medida e a distância.

Alcança-se também ativando comportamentos concretos que incluem fazer a dieta indicada, comparecer aos grupos terapêuticos e realizar a atividade física adaptada. Ainda assim, continuar trabalhando com afinco no seu aspecto psíquico-emocional através de sessões psicológicas individuais.

Assim, o trabalho para a recuperação de Kristen será acompanhado por médicos, nutricionistas, professores de educação física e psicoterapeutas.

O mais importante é que, realizando o tratamento integral de emagrecimento, ela poderá gradativamente conceber outra filosofia de vida. A cada quilo perdido, seu espírito vai se suavizando, seus sentimentos de amor e de ódio vão se expressar fluidamente, não ficarão estancados no seu corpo gordo, congestionado, rígido.

Em resumo, a ideia é que através do emagrecimento ela possa atingir um conhecimento e aceitação plenos da sua autenticidade como ser humano, sem traições, sem contradições, sem bipolaridade, sem excessos.

Além disso, já que o nosso corpo é uma estrutura complexa, que basicamente se inclina em direção à conquista do prazer, Kristen deve reorientar sua atenção para aquilo que puder lhe proporcionar prazer, mas sem lhe causar danos.

Por outro lado, para conseguir vencer essa etapa de especial dificuldade, é preciso resgatar suas qualidades mentais e organizar seu comportamento. Trata-se de aproveitar seus recursos latentes para vencer sua estagnação. É uma troca recíproca e dinâmica entre a reflexão e a observação, entre conceitos e experiência.

É possível, no entanto, que exista nela a vontade de mudar radicalmente de atitude em relação ao seu próprio corpo e sua saúde psíquica. Devem ser acentuadas suas qualidades positivas, para ela não desanimar, não se deixar abater.

Pois bem, na sessão seguinte, precisava convencê-la a fazer o tratamento integralmente. Não sabia se aceitaria de uma maneira dócil ou se ofereceria algum grau de resistência.

Assim que entrou no consultório, apertou-me a mão, como sempre... Após sentarmos, perguntei:

– Kristen, como vai? Como se sente?

– Bem... mais aliviada. Fez-me bem chorar na última sessão.

Reinou um profundo silêncio.

– O estranho é que, enquanto chorava, não pensava em nada. Era um choro sem nome, sem pensamentos – comenta, surpresa.
– "O estranho..." – repito literalmente o início da sua frase.
Então, o que chamou a sua atenção foi chorar sem um sentido aparente... Foi um choro "sem nome", como você diz.
– Sim, porque sempre achei que as pessoas choram por alguma coisa. Nesse momento, só chorei – eleva as sobrancelhas e abre mais seus olhos, como se tentasse entender.
– Talvez você não tenha chorado por nada, sem nenhum sentido, é provável que você tenha chorado por tudo junto, ao mesmo tempo. Talvez tenha sido um choro de pura descarga e de recuperação de sentimentos; tudo estava misturado.
Que "nome" você daria hoje a esse choro? Não pense muito, diga-me a primeira coisa que vier à sua mente.
– Hum... Meu ex.
– Por que seu ex?
– Porque "sinto muita saudade dele". Inclusive, estaria disposta a perdoá-lo, sinto-me só – diz com voz triste, olhando o chão.
– A possibilidade de procurar outro companheiro não passa pela sua cabeça?
– Na verdade, não. Deve ser por causa dos nossos filhos.
– Ou seja, é ele ou nenhum outro.
– Sim. Pelo menos por enquanto... Não me imagino com um homem "diferente".
– "Diferente..." Você tem medo do diferente, do novo, mesmo que talvez, para sua surpresa, possa ser muito melhor?
– Acho que sim.
– Bem, Kristen. Falando de coisas novas, "diferentes" àquelas a que estamos acostumados, já seria conveniente, assim que for possível, você começar o tratamento integral para emagrecer. Não significa que as sessões psicológicas serão suspensas, pelo contrário, elas acompanharão você durante todo o processo de redução de peso.

– Hum... Não sei. Embora saiba que o sistema abrange um campo maior, acho que só com as sessões terapêuticas consigo me animar para emagrecer...
– Já foi comprovado que isso não é verdade, somente com a terapia você não consegue emagrecer. Devem ser abordadas várias frentes simultaneamente; isso implica um trabalho sério, não um sacrifício.
– Quais são essas várias frentes?
– Em resumo, o sistema abrange o seguinte: adquirir novos conhecimentos, modificar os comportamentos e mudar a maneira de se relacionar em geral.

Ele baseai-se em aplicar um corte abrupto no excesso de comida, sustentar uma medida alimentar diária restrita para emagrecer e manter distância da comida entre as refeições.

Também implica fazer uma dieta bastante restrita, comparecer aos grupos terapêuticos e praticar atividade física.

Naturalmente, continuaremos trabalhando seu aspecto psicológico e emocional nas sessões de análise.

Tais ferramentas são insubstituíveis no programa.
– É muita coisa! – exclama, um pouco assustada.
– Muitas coisas... "novas, diferentes"? Ah!...certo. Antes você citou seu medo do diferente, do novo; embora talvez, para sua surpresa, logo depois de experimentar, se sinta melhor...
– Sim. Fujo do que não conheço, não gosto.
– Se não "gostar", tenha coragem, Kristen. Existem momentos nos quais se deve fazer exatamente o oposto do que indica o pensamento, porque a maioria dos valores estão invertidos.

Por outro lado, se não abordar todos os aspectos e fases que compõem o sistema, recomendo que você não continue. Porque além de fazer uma coisa incompleta e insuficiente, a longo prazo seu objetivo ficará truncado; ou vai requerer tanto tempo e esforço para dar resultado que talvez você o abandone em pouco tempo.
– Apesar de saber que o método inclui outras atividades, agora que você o descreve, parece-me muito exigente, quase avassalador...
– Avassaladora é a sua obesidade, Kristen. Mesmo que possa parecer exagerado para você, exigente ou inflexível, todos os dias comprova-se que esse sistema tenaz, intensivo, minucioso e firme atinge resultados.

Ele se baseia na ideia de que as mudanças devem ser conquistadas, como uma ordem que no princípio provém do mundo externo, para depois ser incorporada.

O "é necessário" serve para modificar os comportamentos prejudiciais, obrigar a experimentar coisas novas. Serve para poder dizer "não" à sua história como gorda a serviço de um "sim" ao equilíbrio.

Pelo contrário, um sistema permissivo, inconstante e sem o acompanhamento diário do paciente pelo profissional não leva a nada.

– Você está me dizendo que se eu não fizer o plano completo, as sessões não continuarão?

– É que você não alcançaria seu objetivo, Kristen. Como disse antes, a terapia por si só não traz o emagrecimento. Pode resolver com extrema eficácia outros problemas, mas não a sua obesidade.

– Agora não poderia dar uma resposta. Não tenho certeza se vou poder cumprir o método na sua totalidade.

– Você não perderia nada tentando, mesmo que seja só por um tempo e, assim, ver como se sente e se acha realmente que é tão avassalador.

De qualquer forma, entendo você; muitas pessoas ficam na dúvida, porque o programa lhes parece demasiado rigoroso e intensivo.

O sistema, justamente por possuir essas características, faz com que você emagreça seus 50 quilos de excesso em seis ou sete meses. Provavelmente em menos tempo.

– Deixe-me pensar...

– Está certo. Mas não se esqueça de que aplicando o método integralmente é mais fácil e rápido emagrecer do que escondendo durante um tempo enorme a grande dor provocada pelo descontrole. Ligue-me quando decidir.

– Ok.

Pois bem, é importante destacar que Kristen, tendo feito apenas três sessões preliminares de análise, já se sentia muito melhor, mais aliviada. Inclusive, estava convencida de que só com a terapia poderia emagrecer.

Contudo, a realidade não confirma essa impressão. Por quê?

Porque, apesar de a psicologia atribuir desde cedo ao psiquismo a responsabilidade de tudo que acontece com o sujeito, já foi demonstrado que a psicanálise não é suficiente para tratar as dependências. Não devemos esquecer que a obesidade, na maioria dos casos, é decorrente da dependência de comida.

Assim, aqueles que recorreram ao divã com a fantasia de emagrecer continuam gordos. Provavelmente, resolveram questões importantes, mas não a gordura.

Em geral, os gordos que se submetem à psicanálise justificam seu estado de obesidade através de uma série de conclusões do tipo: "Como demais porque me falta amor", "Minha gordura esconde minha loucura", "Acho que me protejo da hostilidade do mundo com minha obesidade", "Não emagreço porque tenho medo do sucesso que implica estar magro". Ou então se referem ao repetido vazio existencial que preenchem com comida.

Alguns acabam afirmando, como forma de consolação por não terem emagrecido um grama sequer, que, "em última instância, o importante é o que se sente no interior".

Tudo era analisado, ninguém emagrecia. Muitas vezes, tanto o terapeuta como o paciente engordavam sessão após sessão. Suas barrigas cresciam enquanto falavam da fixação oral, do significado oculto da comida e da armadura de gordura protetora.

De qualquer forma, a terapia é válida, eficaz; mesmo que seja insuficiente por si mesma para o tratamento da obesidade.

Não obstante, se for feita uma terapia psicológica personalizada, acentuando o autoconhecimento, a reflexão, a sinceridade diante das fraquezas, limitações; e também se for acompanhada por um treinamento ativo para modificar o comportamento e o vínculo com a comida, os resultados serão alcançados.

Pois bem, poucos dias depois, Kristen telefonou para o Centro Terapêutico e pediu para falar comigo.

– Olá, doutor – disse sem vontade.
– Kristen! Como você está?! – retruco com entusiasmo e alegria.
– Ainda na eterna dúvida... Apesar de o senhor ter razão: não tenho nada a perder em tentar fazer por certo tempo "tooodo" o tratamento – exclama com ironia.
– Acho ótimo. Por que não começa amanhã mesmo? Venha às 8 da manhã a Palermo, traga roupa de ginástica. Lá realizamos, aos sábados, a atividade física, depois vamos todos para a Clínica. Às dez começa o grupo terapêutico.

– Às oito horas em Palermo? Tão cedo?
– Sim, Kristen... O dia existe para ser vivido, a noite para dormir.
– Combinado... Não brigue comigo de cara – riu.
– Não estou brigando com você, é só um comentário... Está nas suas mãos dar o primeiro passo, o primeiro movimento; e, apesar de talvez falar com você com veemência, a intenção não é te desafiar, mas inspirar você.
Bem, nos vemos amanhã, Kristen. Agora preciso desligar, acaba de chegar um paciente.
– Até amanhã.

Após essa breve conversa telefônica, pensei que talvez não fosse por acaso que ela me telefonou justamente na sexta-feira, dia no qual ela tinha a sessão psicológica. É provável que a falta da sessão a tenha impulsionado a me ligar e experimentar o tratamento na sua totalidade, mesmo não estando muito decidida.

No dia seguinte, Kristen chega a Palermo exatamente às oito horas da manhã. Era um sábado de clima ameno, quase sem nuvens, ideal para a prática de atividades físicas. Não se recomenda fazer exercícos quando está muito frio ou quente.

Ela vestia um jogging azul escuro que contrastava com seus cabelos loiros, sua pele tão branca. Aproximo-me e a cumprimento:

– Olá, como está?
– Com sono...
– Você já vai acordar.
– Quanta gente! – diz ela, surpresa.
– Sim, apesar de nem todos terem chegado ainda. Vejo ali um dos professores, venha comigo, ele vai te fazer algumas perguntas de praxe.

Antes do exercício, o professor de Educação Física avaliará o estado geral de Kristen.

É fundamental que o especialista saiba se ela possui sintomas físicos associados à gordura, como dores nas articulações, pressão arterial elevada, diabete, asma ou anemia.

Ele também deve saber quanto pesa, qual é seu excesso de peso, se fuma, se faz uso de medicamentos, se possui problemas em algum órgão ou deficiência imunológica.

Dessa forma, observando seu estado geral, o professor poderá lhe recomendar a atividade adequada. Ou seja, a ideia é adaptar a atividade física a cada paciente em particular.

Depois de falar com o professor, nos dirigimos ao grande grupo que tinha se formado. Aos sábados, quase todos os pacientes vêm a Palermo: crianças, pré-adolescentes, jovens, adultos, idosos.

O professor indica à Kristen dar voltas ao redor do lago, caminhando a um ritmo moderado. Assinala que se sentir fadiga ou agitação, deve parar – mesmo que isso aconteça nos primeiros 10 metros. O objetivo é não forçar a nada, nem sentir dor; assim, fará o aquecimento paulatinamente. Então, ela começou a se movimentar.

Transcorrida meia hora, Kristen volta ao ponto de partida. Tendo dado apenas uma volta no lago, seu rosto estava muito vermelho. Nem sei quanto tempo fazia que andava tanto!

Fala novamente com o professor; depois começa a fazer o alongamento. Deita de barriga para cima no gramado e abre as pernas e braços repetidamente. Parecia muito concentrada.

Depois de uma hora, Kristen conclui sua atividade. Aproxima-se transpirando muito.

– Comecei a ficar tonta, fiquei cansada – diz, ofegante.
– Tudo bem, é hora de parar.
– Acho que meu último exercício físico foi quando saí da barriga da minha mãe – exclama, rindo às gargalhadas.
– Então poderíamos dizer que hoje você nasceu de novo...
– Sim, e com bastante fome. Tenho vontade de comer alguma coisa...
– Aguente, beba bastante líquido.

Kristen devia passar pelos primeiros dois ou três dias comendo drasticamente menos. Durante esses dias cruciais, provavelmente você vai se sentir mal, terá tontura, calafrios e forte vontade de comer.

Após esse período, sua química cerebral ficará normalizada, a ansiedade diminuirá e você não terá apetite. Diante da falta de ingerir em grande quantidade alimentos com componentes que geram dependência, seu cérebro deixará de pedir o excesso, se saciará comendo pouco.

É o que mais surpreende os pacientes no começo do tratamento: deixam de sentir a fome habitual e se sentem capazes de continuar a dieta.

Pois bem, concluída a atividade física, os pacientes se dirigem para a Clínica, para participar do grupo terapêutico.

– Ainda falta o grupo? – exclama Kristen, contrariada.
– Sim, vamos; você vai gostar.

Chegamos ao Centro Terapêutico e entramos no salão onde se realiza a reunião. Depois de todos se acomodarem, começo a coordenar.

Kristen se senta justamente na minha frente. Tanta proximidade me deixou um pouco nervoso, não sabia por que.

– Bom dia a todos! – digo em voz alta. Hoje, particularmente, gostaria de começar o grupo fazendo uma pergunta: me digam, vocês acham o tratamento rigoroso, árduo, intensivo demais?

Após uma breve pausa, alguém diz:

– No começo parece impossível de realizar, assusta – afirma em tom grave Raúl, um paciente que emagreceu. Mas se nós o levamos a sério, realizando as atividades, se obedecemos o que é proposto, quanto e quando devemos comer e nos impusermos uma data para alcançar o objetivo, é surpreendente como fica fácil.
– Quanto você perdeu e em quanto tempo?
– 35 quilos em quatro meses e meio.
– E você atingiu seu peso há…?
– Hum… Há quase três anos.
– Ele é um exemplo claro de que o tratamento funciona.

Ponto. Não é questão de questioná-lo, nem de questionar as próprias falhas. O que quer que tenham feito, como se comportaram, já não tem importância.

Também não tem importância se você acha isso ou aquilo do tratamento…

Porém, é preciso fazer as coisas direito, pôr limites, colocar o antolho do cavalo e ir em frente, até ver a bandeira quadriculada. Os resultados estão à vista de muitos de vocês que já conseguiram.

Já outros engordaram durante anos e hoje não conseguem emagrecer, porque elaboram teorias, sentados placidamente; não põem nada em prática. Se preferem elaborar teorias, é melhor irem a uma biblioteca, assim realizarão seu desejo de não emagrecer.

No entanto, se realmente querem perder peso, o tratamento os ajuda a reconhecer os limites, induz a aumentar a garra, e os envolve em um desafio. Apoia a constância, a luta, a disciplina, a informação verdadeira, a correção.

O resultado alcançado dependerá de seus comportamentos e de sua firmeza.

Além disso, para se poder emagrecer, deve-se aplicar certo nível de estoicismo, não de masoquismo. É preciso dedicar todas as forças para sair do fatalismo do "não consigo".

– Às vezes a pessoa boicota o tratamento, fica estagnada e, por mais força e garra que tenha, não consegue avançar – diz Kristen, para minha surpresa; não imaginava que participaria do grupo, muito menos tão cedo.

– Muitas vezes a estagnação ocorre porque fatores mais profundos estão em jogo. Assim, a pessoa se permite engordar e costuma falhar, em geral, inconscientemente.

Talvez a pessoa não se tenha feito as perguntas certas em relação àquilo que quer mudar; talvez não queira emagrecer, apenas acredite que quer. Se a pessoa se propuser a emagrecer, é fundamental que pergunte a si mesma se quer apenas separar-se desses quilos a mais.

Então, quando ocorrer uma estagnação prolongada e crônica, o desejo de perder peso deve ser visto com cautela. Seria conveniente se questionar: "Por que quero emagrecer? Não durmo bem, fico sufocada quando ando? Não me sinto atraente?" Também, como disse antes, deve se perguntar: "Será que não estou querendo me livrar de outras coisas além da gordura?".

É provável que, se não conseguir resultados depois de muitas tentativas, é porque o tratamento está sendo feito de forma incompleta ou escamoteada.

Também pode acontecer de a obesidade operar como um biombo que esconde outros excessos.

Assim, estar gordo não é o verdadeiro excesso. O verdadeiro excesso pode ser muito maior e mais caótico do que a gordura visível.

Muitas vezes, o impulsivo se disfarça de gordo; também faz o mesmo o obsessivo, o depressivo, o fóbico, o paranoico. Talvez, aplicando o método e eliminando o disfarce da gordura, seja possível começar a trabalhar essas características impulsivas, depressivas, fóbicas, obsessivas ou paranoicas, escondidas por trás da gordura.

Existem aqueles que precisam se despojar de mais alguma coisa, além da gordura. Ou bem querem recuperar alguma coisa que perderam, que se manifesta em um excesso. Provavelmente todo excesso oculta uma carência. O excesso chama mais excessos.

Muitos deixam de cuidar não só da medida corporal que a balança lhes indica, também perdem a balança do equilíbrio na filosofia de vida.

– Comer demais está relacionado a uma filosofia de vida concreta? – pergunta Kristen.

– Sim, comer demais se rege pela filosofia da gordura, com todos os argumentos e crenças que a sustentam. Emagrecer de verdade implica em uma modificação na filosofia de vida. Questionar o quanto cada um é capaz de separar entre o ato de comer mais e o de fazer mais é saber qual filosofia de vida cada um tem ou acredita ter escolhido.

Se a pessoa decide fazer mais, nesse momento enriquece filosoficamente, através de novas experiências e aprendizagens, descobre novos valores, conhecimentos, sua vida adquire sentido.

A filosofia de vida serve, entre outras coisas, para resolver problemas, modificar situações e estados não desejados.

Emagrecer talvez seja para muitos de vocês o princípio para descobrir outra sabedoria e compreensão da vida.

A ideia principal é adquirir um conhecimento pleno em todos os níveis; realizar uma variação sagaz, dinâmica, real, gerar uma profunda renovação pessoal.

Significa focalizar uma mudança real, aguda, firme e constante; não frívola e provisória.

Ao terminar a reunião, saí rapidamente. Apesar de ter sentido a necessidade de saber a opinião de Kristen sobre a atividade física e o grupo terapêutico, julguei conveniente deixar que ela digerisse sozinha esta nova experiência.

Na segunda-feira seguinte, toca o telefone.

– Olá, doutor, é a Kristen.

– Olá. Como você está?

– Bem, bem.

– Conte-me, como você se sentiu no sábado?

– Para dizer a verdade, estou surpresa de ver como este tratamento é diferente de todos os outros que tentei antes.

– "Diferente…". Sim, é diferente.

– Além do mais, pude entender o que é levar uma coisa a sério, pude sentir estar presente. A confiança que deposita na eficácia do tratamento não poderia gerar mais confiança em mim mesma.

Acredite em mim, depois de tantas tentativas frustradas e da minha confusão mental.

– Claro que acredito em você, no seu potencial.

– Obrigada. Mas gostaria de saber como está indo tudo…

– Bem, vou pedir uma consulta amanhã para você com uma nutricionista da Clínica, assim você começa a dieta de uma vez por todas. Além disso, nesta quarta-feira começará o grupo CLAVE[1]. É um grupo ao qual você precisa comparecer por duas semanas seguidas. Inscreva-se, faça a dieta e continue com a atividade física. Agora vou passar você para a secretária, ela vai te explicar todos os detalhes.

Na sexta-feira continuamos as sessões.

– Certo, nos vemos na sexta. Até breve.

Percebi Kristen animada, com novas energias. Em tão pouco tempo, seus movimentos mentais e de comportamento eram notáveis. Kristen tinha voltado a acreditar, o que não é pouca coisa…

Na sexta-feira ela chega pontualmente à sessão. Ao cumprimetá-la sinto sua mão muito fria, um pouco trêmula. Seu rosto expressava certa intranquilidade, impaciência.

Sentou-se e diretamente comentou:

– Na mesma quarta-feira em que comecei o grupo CLAVE, comecei a dieta. A verdade é que quase desmaiei quando a nutricionista me mostrou

---

[1] Sigla de Controle e Limites em Emagrecimento Veloz, em espanhol.

o pouco que devo comer. Mas mesmo assim estou obedecendo, hoje já é o terceiro dia. Supostamente teria que me sentir saciada, sem fome...

– E? Você está com fome?

– Não sei se estou com fome. Só sei que me sinto muito inquieta.

– É comum a sua inquietude. Como você não sabe se está com fome?

– Sinto-me esquisita, um pouco tonta, com frio. Tenho pensamentos intensos, ou simplesmente não penso em nada.

– É provável que você precise fazer a dieta por mais um dia para se sentir tranquila. Agora você deve estar em um estado de plena reorganização da sua química cerebral. Você chutou o balde. Além disso, seu organismo passou de funcionar à gasolina para funcionar a querosene: utiliza sua gordura como fonte principal de energia.

É normal você se sentir esquisita. Também é normal sentir frio, porque no início da dieta a temperatura corporal cai, em poucos dias tudo ficará normalizado. O importante é que você tome as vitaminas e minerais.

Agora, tente não pensar em se sentir bem, e sim na realidade da virada que você está dando, que você está inaugurando.

Você sabia que, paradoxalmente, a mudança é a única constante na vida? Por isso, neste rumo de transformações, você vai ter novas percepções. Não se assuste, basta suportar mais um dia, sua mente vai se equilibrar, sua ansiedade vai diminuir, o frio vai passar.

– Espero...

– Eu garanto. Se você está se sentindo muito diferente, é porque está fazendo algo muito diferente.

Após um estranho silêncio, ela disse com voz muito baixa:

– Desculpe, é melhor eu ir para casa. Não me sinto muito bem.

– Atenção, não tenha medo, Kristen; você não vai morrer se aguentar mais um dia. No entanto, se deixar sua obesidade persistir, sua saúde vai piorar e você se sentirá cada vez pior. Vá com calma.

Após Kristen sair, não me preocupei com sua inquietação, nem com seu mal-estar. Simplesmente, ela começava a se desvincular do excesso. Frequentemente, aqueles que iniciam o tratamento – principalmente as pessoas muito gordas – apresentam alterações de consciência semelhantes, as mesmas mudanças no metabolismo.

Imaginem que seus corpos de repente deixem de receber a torrente habitual de excesso de sal, açúcar, gordura vegetal e animal, carboidratos de todo tipo. Esses ingredientes e alimentos possuem tanto poder de estimulação e dependência, que quando deixam de ser consumidos pela pessoa, ela pode sentir abstinência.

Por isso, quando se corta essa torrente carregada de tóxicos, altera-se o organismo, ele não entende o que está acontecendo. O paciente se sente só, inquieto, angustiado, sem a companhia desse grande exército que o defendia, mesmo que o atacasse lentamente. Deve superar esse momento e assumir o controle com determinação.

O controle mudará substancialmente sua atitude. Porque muda muito a atitude de uma pessoa quando um belo dia ela consegue se controlar! Quantas horas perdidas, quanta especulação a serviço de ignorar que a única coisa que devem fazer é romper com o excesso e aguentar dois ou três dias, fazer uma parceria com os conceitos, ser firmes e conscientes até o metabolismo químico mudar e bloquear a ansiedade de comer!

Depois de um breve período, a pessoa nota que a relação pegajosa com a comida não era tão difícil de modificar quanto se acreditava.

Pois bem, no sábado seguinte, vejo Kristen chegar a Palermo. Caminha velozmente; mostra-se enérgica, decidida a realizar a atividade física.

– Que bom ver você! Você está melhor? – pergunto com ênfase.
– Sim, um pouco mais tranquila. Quando acordei, não senti o costumeiro apetite voraz da manhã, pela primeira vez em anos! Eu costumava comer de tudo desde cedo.
– Isso quer dizer que você fez as coisas corretamente. O exercício irá te ajudar muito, porque a atividade física relaxa a mente e, além disso, quando se aumenta o gasto energético, perde-se peso.

Uma vez que Kristen pôde sentir saciedade comendo pouco, se empolgou para levar adiante o método integralmente. Durante o processo, teve um comportamento firme, constante e linear; tinha as esperanças renovadas e um objetivo concreto.

A rigidez, angústia e ocultação cediam ao ritmo do seu emagrecimento. Paulatinamente, seu espírito foi ficando mais suave, seus sentimentos começaram a se abrir, a se expressar, sua autoestima aumentava, seu corpo relaxava. Além disso, agia com segurança e bom humor, decidida a encontrar outras satisfações.

Adotou o plano em sua totalidade: compareceu aos grupos diariamente, exercitou o corpo, seguiu a dieta e veio às sessões de análise. Em 8 meses conseguiu se desligar dos seus 50 quilos de excesso de peso.

Por outro lado, seus sentimentos de culpa foram desaparecendo à medida que o tratamento avançava. Até agora não apareceu nela nenhum indício de autoboicote em relação às suas conquistas.

Aparentemente, ter alcançado a magreza e mudado de mentalidade a liberou do sentimento de culpa que a perseguia, como consequência da traição do seu marido. Durante vários anos, havia gerado o excesso de peso e uma atitude traiçoeira em relação a ela mesma.

O caso de Kristen é um exemplo claro de que a condição dos sentimentos pode influenciar de forma notável os pensamentos, comportamentos, relações e o corpo. Tudo está interligado.

Sua história confirma que os sofrimentos no campo afetivo afetam igualmente o corpo e se manifestam nele; por isso, o sistema concebe a pessoa como uma unidade. De modo que a busca para restabelecer o equilíbrio deve buscar a percepção do ser humano como um ser integral.

Em última análise, a mudança consiste em conseguir um equilíbrio progressivo. O equilíbrio se alcança com firmeza, que não significa rigidez, com a rápida reação e o equilíbrio da pessoa perante qualquer instabilidade, com um movimento ágil, em contraposição à inatividade.

Ou seja, quanto maior for o dinamismo e a agilidade na ação, maior será o equilíbrio e a possibilidade de resolver dificuldades internas e externas. Corpo e mente se unem em uma tarefa comum para alcançar a mudança.

Cada um também tem a responsabilidade de tornar conscientes as limitações que o levam a carecer de limites e de constância em um projeto de melhoria.

Por isso, Kristen, depois de um trabalho profundo de compreensão, equilíbrio e unificação de si mesma, mantém há um ano e cinco meses o peso ideal. Até hoje comparece aos grupos de manutenção, exercita o corpo e continua a terapia.

Quando organizou, cortou, mediu e se distanciou dos laços afetivos que lhe causavam dano, conseguiu encontrar uma melhor forma de viver, sem culpas, sem condenações, sem gozos perigosos, mas com prazeres genuínos. Pois bem, para concluir a especial história de Kristen, vamos prestar atenção às suas palavras, expressas em um grupo terapêutico de manutenção de peso:

"Eu não consigo dizer que era a mesma pessoa de antes, apesar de sê-la. Só se trata de atravessar o caos; do outro lado vemos a nós mesmos, como talvez nunca tenhamos visto antes.

Tive que enfrentar chantagens e manipulações. Também posso perceber o enorme sacrifício que fazia diariamente para me superadaptar ao meu excesso de peso, ao meu suposto comodismo de não querer melhorar.

Hoje eu posso me reencontrar com meus sentimentos, com minha feminilidade. Há coisas que talvez nunca consiga modificar. Embora a força que descobri no emagrecimento me dê o empurrão necessário para tentar. Agora sinto-me livre... livre para me reinventar.

A cada manhã se apresentam duas opções: ser feliz ou infeliz. Eu escolho ser feliz. Antes, nem sequer tinha essas alternativas: era uma pessoa infeliz, com a certeza de que essa sentença ia me acompanhar a vida toda. Mas não foi assim.

A gênese do meu resultado positivo foi compreender que há circunstâncias, estados mentais, emocionais e corporais não desejados que sozinha eu não poderia modificar ou melhorar. Assim, me entreguei ao tratamento. Trabalhei com afinco, tanto o aspecto pessoal quanto o grupal.

Já atingi meu peso ideal. Contudo, sei que o processo não acaba aqui; na realidade, o desafio acaba de começar. Agora tenho que aprender a preservar, cuidar e melhorar tudo que alcancei.

Por isso continuo atenta, me comunico, escuto, faço e cuido de mim.

Agora sou capaz de rir quando estou alegre, chorar quando estou triste; tenho muita coragem para manter essa abertura das minhas emoções, que é o meu capital mais valioso, a porta de um cofre que se abriu cheio de conhecimentos valiosos, que quero preservar".

3

O ENFORCADO

Juan ajusta seu comportamento
quando o ajuste do seu estômago falha

Com apenas 8 anos de idade, Juan começou a sentir um carinho especial pela comida. Depois o carinho se transformou em paixão: concluiu o ensino fundamental pesando 97 quilos.

Durante as duas décadas seguintes, continuou engordando sem parar. No caminho, tentou uma lista interminável de tratamentos para emagrecer. Obtinha resultados oscilantes, provisórios, que o levavam a engordar novamente, repetidas vezes.

Desta forma, com 34 anos e uma estatura de um metro e oitenta e um, Juan alcançou um peso máximo de 162 quilos. Desesperado e frustrado, em março de 2000 tomou uma decisão também desesperada: submeteu-se a uma cirurgia gástrica.

Vale a pena nos determos neste ponto. As cirurgias para reverter a obesidade não são uma novidade tão grande quanto se acredita.

Durante anos os médicos vêm fechando as mandíbulas com próteses para imobilizá-las parcialmente, colocando expansores dentro do estômago. Também realizaram extirpações de gordura e, através de neurocirurgias, destruíam os centros cerebrais que controlam o apetite.

Apesar de parecer incrível, é verdade.

A questão mais preocupante reside em que, as operações gástricas atuais, diferentemente de uma intervenção comum, não curam nenhuma doença, não corrigem nenhuma anomalia, nem reparam nenhuma lesão.

São operações que têm como finalidade declarar a morte da vontade de um indivíduo. Enforcam, cortam ou restringem mecanicamente seu comportamento alimentar, modificando seu sistema digestivo. Os médicos que fazem o diagnóstico seduzem não somente pessoas em estado de obesidade desesperadora, como também pessoas cujo excesso de peso não é tão excessivo.

No ano 2000, acreditava-se que esse tipo de operações era uma alternativa efetiva. Os médicos a indicavam em casos de gordura extrema, como o de Juan, mesmo desconhecendo os efeitos a longo prazo.

Pois bem, antes da cirurgia, como era a vida de Juan? Que conquistas teve, que mudanças começou a notar logo depois de se operar?

Enquanto os anos passavam, o que aconteceu com seu corpo e com seu comportamento? Qual é seu peso atualmente e como se sente?

Juan conta sua experiência. Começa lembrando-se de sua infância:

— Tive uma infância muito feliz, cheia de liberdade. Tive pais maravilhosos. Vivíamos no campo, no interior da província.

Meu pai sempre dedicou atenção à questão da minha obesidade, ao ponto de, quando eu tinha 10 anos, me trazer à capital para ver se podiam fazer alguma coisa pelo meu problema de obesidade infantil.

Meus pais não eram gordos, mas alguns parentes eram, como uma tia ou prima. Agora pensando nisso... Com que intensidade meu velho se dedicou a uma coisa da qual eu mesmo não dava conta! Talvez porque não percebesse.

Quando cresci, continuei sem perceber. Assim, acumulei quilos, ano após ano.

Quanto ao motivo dos meus empanturramentos, não tinham relação com estados emocionais ou com precisar de uma descarga.

Acho que foi um hábito alimentar. Porque independentemente de me sentir triste, contente, equilibrado ou desequilibrado; comia sem limite.

Quando fiquei mais velho, já muito gordo, decidi emagrecer: consultei médicos, nutricionistas, tentei quase todas as dietas, frequentei grupos, tomei remédios homeopáticos, comprimidos, fui até mesmo a um curandeiro...

Contudo, minha impulsividade de comer em excesso sempre impedia-me de me manter sem os quilos que conseguia perder.

Depois, por ignorância e desespero, quando tinha 34 anos, com 162 quilos, recorri à cirurgia gástrica, em março de 2000.

Pois bem, Juan tomou uma decisão arriscada; pouco se sabia sobre este tipo de procedimento.

Ele nos revela como conheceu essa alternativa "mecânica":

– Um dia, li em uma revista sobre um médico que fazia a cirurgia gástrica para emagrecer. Entrei em contato com ele e marcamos um encontro.

A consulta durou apenas dez minutos.

Mostrou-me um estômago de borracha com um anel colocado e disse: "A intervenção que eu faço é denominada Banding Gástrico Ajustável: coloco um anel de silicone na parte superior do estômago para oprimi-lo. Ele faz um ajuste, como se fosse um enforcador que aperta: assim, a comida fica acumulada na primeira parte do estômago, deixando passar uma pequena quantidade.

Este mecanismo destrói o apetite, porque se a pessoa se exceder na ingestão, começa a sentir incômodo e para de comer automaticamente.

Dessa forma, emagrece muito rápido. É simples, o que acha? Para quando podemos marcar?".

Isso foi tudo que conversei com o médico.

Pareceu-me um procedimento engenhoso. Sem pensar muito, decidi fazer a cirurgia o mais depressa possível.

Já operado, Juan nos conta suas "mudanças":

– Depois da cirurgia, quando ingeria o oitavo ou nono pedaço de comida, me sentia satisfeito, não tinha apetite. Fiquei admirado.

Em apenas três meses perdi 35 quilos, estava muito feliz, porque julgava ter encontrado, finalmente, a solução para a minha obesidade.

Contudo, minha impulsividade oculta despertou pouco tempo depois: desenvolvi uma trapaça para poder enganar o enforcamento que tinha sido feito no estômago: descobri que os alimentos semissólidos ou moles passavam pelo ajuste do anel.

Então, voltei a tomar sorvete, doce de leite, saborosos peixes com molho branco, massas com molho de creme de leite. Tudo em grandes quantidades.

Às vezes, mesmo sentindo dor, comia tanto que acabava vomitando. Passei muitos momentos desagradáveis.

Vivi situações em que me convidavam para jantar e eu acabava no banheiro, vomitando 4 ou 5 vezes, com os olhos cheios de lágrimas, sentindo uma dor muito cruel e profunda no peito, talvez comparável a de um infarto.

Com a pressão exercida pela comida para descer associada ao anel que impedia a descida, sentia uma estaca cravada no coração.

Dessa forma, enganando o anel, comecei a engordar: aos 40 anos, me encontrava com 147 quilos. Então, fiz dieta por minha conta. Não deu certo.

Depois de um ano e tanto, voltei a pesar 162, que era quase o peso máximo que tinha antes da cirurgia. Para piorar, continuava com o anel colocado. Foi devastador, estava completamente arrependido de ter me operado.

Evidentemente, Juan estava em um grande aperto. Estava novamente muito gordo; ainda por cima, operado. Sentia-se enforcado físico, mental e emocionalmente.

Sua vontade de emagrecer e sua impulsividade de comer enganavam o anel que o médico tinha colocado no seu estômago. Seu comportamento alimentar já não era mais controlável, trapaceava sua "forca".

Entrou em um jogo estranho, muito estranho... Talvez fosse uma alternância intermitente entre o gozo e a dor. Entre obedecer e transgredir.

Por outro lado, além de o seu emagrecimento "mecânico" ter fracassado, Juan se encontrava perdido.

Porém os temerários acontecimentos da vida fizeram com que descobrisse um método de emagrecimento diferente:

– Minha chegada ao Centro Terapêutico foi acidental. Ocorreu em 2007, em um quiosque, comprando doces.

Ali encontrei uma moça conhecida do bairro, antes muito gorda, mas que havia emagrecido muito. Comentei que, mesmo tendo me operado, não conseguia perder peso.

Perguntei o que tinha feito e ela me sugeriu que fizesse este tratamento. Passou para me buscar um dia, mas eu não fui.

Toda vez que a encontrava, ela insistia para que eu frequentasse a Clínica.

Resisti durante 2 meses. Porém, no dia 7 de Novembro de 2007, com 41 anos, tomei coragem para entrar pela primeira vez.

Explicaram-me o método. No início fiquei assustado, mas ao lembrar dos resultados alcançados pela minha amiga, comecei o tratamento.

Juan percebeu que agora emagrecer só dependia dele e da sua adesão ao tratamento que lhe tinha sido aconselhado pela amiga.

Acreditava um pouco no método, pois viu nela os resultados.

Além disso, ele devia abandonar o estranho jogo, ambivalente consigo mesmo, que havia praticado durante muitos anos.

Para surpresa de muitos, realizou o tratamento de uma maneira coerente, linear, sistemática.

Ele lembra:

– Ia às reuniões de grupo um dia durante a semana e no fim de semana. Também fazia atividade física, fazia análise com um terapeuta, seguia a dieta...

Perdi 70 quilos. Cheguei ao meu peso ideal em 11 meses e o mantenho há 2 anos e meio.

Em relação ao anel, eu ainda estou com ele. A questão de retirá-lo vou resolver quando sentir que é desnecessário. Já sinto que é desnecessário...

Além do mais, como desinchei muito, tenho no abdômen muita pele sobrando, o denominado "retalho".

Então, decidi que em breve farei as duas operações: retirar o anel por laparoscopia e realizar a cirurgia para retirar a pele que está sobrando.

O processo de perda de peso de Juan, pela forma breve e acelerada relatada por ele, não pareceria ser o de alguém que esteve muito gordo durante quase toda a sua vida. Também não parece o de alguém que anteriormente tinha tentado uma infinidade de tratamentos sem sucesso, inclusive a cirurgia.

Evidentemente, encontrou em nosso tratamento algo diferente, que conseguiu interromper sua história de gordo.

Aos poucos, entenderemos muitos pontos do seu caráter e da sua personalidade, por ora tão intrigantes.

Juan continua:

– Ter perdido 70 quilos e estar agora no meu peso ideal de 92; tudo foi revelador. Hoje posso dizer que gosto de mim; antes não. Depois de 30 anos de frustração, estou muito satisfeito com a imagem que o espelho me mostra.

A primeira coisa que mudou na minha vida quando alcancei o peso ideal foi ter percebido que isso era possível.

Foi, basicamente, uma mudança emocional. Rompi barreiras internas, externas. Já não era uma utopia estar magro de verdade. E pela primeira vez na minha vida! Nas tentativas anteriores de emagrecer nunca tinha perdido tanto peso.

Outra mudança imediata que senti foi poder ser igual às outras pessoas: permitia-me ir comprar roupas nos lugares em que os outros iam, fazia coisas que antes não tinha coragem, comecei a me relacionar a partir do outro lado...

Juan, ainda com o anel no seu estômago, aprendeu a comer com cotrole, a se relacionar com mesura. Encontrou no método a contenção necessária para diminuir qualquer tipo de excessos. Ganhou segurança, certeza, confiança. Não só emagreceu; também descobriu muitas coisas.

Já em seu peso ideal, ocorreu um efeito dominó em outras áreas da sua vida... Dominó?

Escutemos suas palavras:

— Todos os meus excessos desapareceram junto com o excesso em relação à comida. Aí percebi que estavam interligados, com a particularidade de serem regidos pelo comer em excesso.

Sinto que perdi o controle em uma série de coisas paralelas à questão do comer demais. Tinha atitudes excessivas nos relacionamentos, na bebida...

Sei que, se não tiver exageros com a comida, não tenho exageros emocionais, nem em nenhum outro aspecto.

Ter conseguido o domínio sobre a comida através da razão é ter percebido que nem sequer um dispositivo mecânico, como o anel gástrico, era a solução.

Observei que o estômago não domina a mente, mas é a mente que administra o estômago e o resto das situações da vida.

Permitiu-me reconhecer que a forma de enfrentar e resolver os acontecimentos da vida, sejam imprevistos ou premeditados, bons ou maus, é controlar a minha forma de agir, o meu comportamento.

O efeito de dominar os excessos me iluminou para reconhecer outros excessos e aplacá-los da mesma maneira: através de um agir e reagir diferente, com mesura.

Quando estava gordo, houve traços da vida que joguei na comida, e traços da comida que joguei na vida.

Agora que estou magro, eu lido de uma forma completamente diferente: minha vida é coerente com a comida. Tento ter mesura na diversão, com a comida, me afasto das pessoas que me fazem mal.

Juan perdeu muitos quilos e se livrou de outros problemas, como sua necessidade de exagerar certas qualidades do seu intelecto e personalidade para agradar as pessoas, acreditando que assim compensaria sua visível gordura.

Ele se refere a essa questão:

– Socialmente, quando estava gordo, era mais simpático, colaborador, ousado; como se tentasse contrabalançar o lado visível da minha obesidade para agradar de outra maneira.

Hoje, estando magro, não sei se voltaria a fazer muitas das coisas que fazia quando estava gordo. Por exemplo, já não sinto a necessidade de conquistar a compreensão, ou o carinho, a atenção do outro.

Tenho um vínculo com as pessoas que desenvolvo de maneira natural. Não mediante a construção de extras para contrabalançar o volume corporal que tinha...

Sou muito afetivo, tenho amizades profundas, sérias.

Relaciono-me e mantenho o vínculo. Acho que sou uma pessoa generosa, tento ser solidário de forma sistemática, colaborador. Sei disso porque as pessoas me dizem-no. De fato, no Centro Terapêutico conquistei o carinho de muitas pessoas com as quais hoje tenho uma relação que vai além da que mantemos na Clínica.

Com naturalidade, Juan possui a virtude de conquistar rapidamente o afeto das pessoas; é como um grande ímã cheio de energia que convida à aproximação.

Sua alegria e abertura social são tão notáveis que no Centro Terapêutico está sempre de bom humor, conversando com alguém ou se movimentando de um lado a outro.

Pois bem, ele continua refletindo sobre suas mudanças:

– No ambiente de trabalho aconteceu a mesma coisa que no nível social. Sou advogado. Diante de um cliente, hoje me comporto normalmente, sem fazer o esforço que antes precisava para convencer, conquistar e agradar.

Um cliente perante um profissional gordo me fazia imaginar que, para esconder ou disfarçar a gordura, deveria ressaltar, destacar qualidades da minha personalidade, chamar a atenção, fazer brilhar minha capacidade mental.

Agora não preciso fazer isso. Não tenho que oferecer algo a mais para vender meu serviço, valorizo-me apenas com meu trabalho.

Hoje me relaciono pelo que sou, apesar de sempre ter sido o que se vê agora. Sei disso. Sempre fui o que sou, mas estava encoberto.

Eu não mudei como pessoa, apenas me livrei de várias cargas que arrastava.

Essencialmente continuo sendo a mesma pessoa, porém, emocionalmente, enfrento a vida de outra maneira.

Também notei uma mudança na minha impulsividade. Sei que isso se relaciona ao tratamento e ao treinamento para controlar meu comportamento.

Nesse aspecto não sou o mesmo. Por exemplo, antes, minhas reações eram bastante violentas. Agora não tenho mais rompantes agressivos na rua quando dirijo, não desço do carro para brigar…

Hoje olho e meço tudo a partir de outro ponto de vista.

Juan aborda, intuitivamente, uma concepção particular da sua identidade:

– Agora, magro, não sei se me sinto uma pessoa nova. Mas me sinto uma pessoa muito melhor. Quando era gordo, sempre fui quem sou, a questão é que eu não percebia, ou não queria ser completamente.

O ser estava encoberto pelo estar.

Quando estava gordo tinha uma quantidade interminável de acessórios que não me permitiam ser. Possuía um ser diferente, tinha um parecer diferente.

Estar gordo faz a pessoa parecer diferente do que ela realmente é.

Hoje realmente sou o que se vê. Antes era o que parecia.

O tratamento me permitiu descobrir quem sou realmente, ser genuíno. Conseguiu que eu recuperasse minha identidade. Uma identidade que nunca perdi, apesar de que, com a minha gordura, eu a exagerava ou a escondia.

Tenho dificuldade de descrever isso em palavras. Não há descrição semântica, só a partir das sensações.

Ser genuíno, sentir-me desta forma me proporcionou uma vida plena.

Apesar de ter perdido 70 quilos, a natureza autêntica de Juan conseguiu fazer com que ele não se repensasse como uma nova pessoa, diferente. Agora ele simplesmente se sente melhor.

A descrição que faz de si mesmo é um ponto essencial, central. Ele distinguiu bem a questão.

Agora nos conta suas dificuldades atuais:

– Até hoje a sensação de me relacionar com as pessoas em um jantar ou em um almoço continua sendo complicada.

Porém, frequentar a Clínica me aliviou e ajudou muito a me comportar e comer com uma medida muito bem demarcada.

Essas situações sociais podem ocasionar inconvenientes a nível mental. Psicologicamente, ainda carrego uma carga extra, que é pensar como tenho que agir quando estou comendo com outra pessoa; para que o que acontece dentro de mim não transpareça.

Por exemplo, hoje em dia tenho mais dificuldade de parar com os alimentos doces do que com os salgados. São questões que devo continuar trabalhando.

Juan compreende que a mudança não é definitiva. É preciso estar atento, não tenso. É preciso cuidar, não ter cuidado excessivo, nem medo. Trata-se de relaxar com os olhos abertos.

Ele também tem consciência das suas fraquezas e dos excessos que convivem e conviverão com ele. Não se importa de se reconhecer fraco, vulnerável, nem de precisar de limites para obedecer.

Talvez porque também adverte que a soberba leva novamente ao excesso. Faz a pessoa alterar os valores, acreditar que pode tudo e acabar se aventurando a transitar sozinha por um caminho para o qual ainda não está preparada. Nem sequer para pisar.

A questão tem a ver com o método. Confessa:

– Em relação ao tratamento, não me sinto dependente. Mas preciso estar em contato com a Clínica.

Não preciso "viver" na Clínica, apesar de a minha relação com as pessoas ser fundamental, mas preciso dos terapeutas, preciso estar em grupo.

Repito: mesmo estando magro, não sou convencido, seria o pior erro que poderia cometer.

Sei que há pessoas que lidam de forma diferente, à distância. No meu caso, preciso continuar em contato. Ainda não me sinto capaz de continuar magro por minha conta. Pela minha maneira de ser, pela minha matriz, sei que por enquanto não vou poder me manter sozinho, sem vir aqui.

Reconhecer isso não me traz mais peso, raiva ou impotência. Pelo contrário, aceito isso como um ensinamento. Acredito que combinando conhecimentos e treinamento vou espaçar a frequência do meu comparecimento à Clínica.

Sei que o tempo sussurrará ao meu ouvido a hora de soltar.

Hoje aposto na continuidade. E minha continuidade de estar magro tem a ver com a continuidade da relação com o Centro Terapêutico.

Reconhecer-se vulnerável é ser sábio. Respeitar os próprios tempos também o é. Imaginar um futuro com autonomia e controle sobre nós mesmos é sermos verdadeiros pacientes. É esperar sem ansiedade e aproveitar o processo.

Existem passos intermediários, aprendizagens profundas, integrais. Evidentemente não se trata apenas de emagrecer.

De repente, Juan se emociona. Cobre seu rosto com as mãos, abaixa a cabeça como em uma posição de entrega absoluta. Depois de um longo silêncio, olha para cima. Tenta novamente expressar em palavras suas sensações.

Diz pausadamente:

– De certa forma, entendo perfeitamente as pessoas que decidem se operar, porque eu fiz isso.

Entendo por causa do desespero, da impotência. Para alguém que está naufragando, a cirurgia pode representar a tentativa de se agarrar à última tábua de salvação.

Se a pessoa se agarrar à tábua, certamente afunda. Vai acrescentar tortura à tortura que já sentia com seu excesso de peso.

Se a pessoa se operar, além de ganhar o mesmo excesso de peso em pouco tempo, ganhará mais dor. É uma tábua à qual não devemos nos agarrar em um naufrágio.

Lamentavelmente, nesta questão há interesses médicos, comerciais...

No meu caso, eu fui pedir para ser operado, ninguém veio me procurar.

Em 2000, a cirurgia gástrica não estava muito difundida.

As consultas duravam 10 ou 15 minutos e dias depois você era operado.

Em compensação, hoje, nos hospitais públicos, aqueles que decidem se operar têm uma preparação prévia de três ou quatro meses. Durante esse tempo são feitas entrevistas psicológicas com a finalidade de prepará-los... Também são vistos por vários médicos, recebem indicações para fazer exames físicos, clínicos...

Por sorte, o fato de adiar por todos esses meses a operação permite a muitos deles a possibilidade de em algum momento de lucidez, pesquisar se existe outra alternativa para resolver o problema da obesidade.

Podem descobrir outra tábua de salvação.

Depois de ter sofrido uma infinidade de enganações, Juan aconselha as pessoas que estão pensando em se operar a não fazê-lo. Os desajustes que aconteceram com ele também aconteceram com muitas pessoas operadas, hoje, novamente, elas estão "rodando" pela vida.

Juan prossegue:

– Minha história com a gordura e com a cirurgia foi um pesadelo que durou 30 anos. Há 2 anos e meio deixou de ser. Hoje vivo um presente feliz e tenho a certeza de que vou viver um futuro pleno e livre. Não vou mais me sentir enforcado.

Lamento que meu pai não tenha podido ver o grau de magreza que tenho hoje – ele faleceu há anos. Já minha mãe pôde ver tudo, apesar de também nos ter deixado há 6 meses.

Juan faz uma pausa. Reflete. Depois aborda uma questão espinhosa e relutante: a dor. Talvez a questão da dor tenha se entrelaçado na sua mente quando falou dos seus pais...

Confessa:

– A dor sempre esteve presente: estando gordo, quando me colocaram o anel gástrico; também quando abusava da quantidade que devia comer.

Ainda hoje sinto dor, por exemplo, quando como apressado, ou consumo alimentos que me fazem mal.

Mas desde que comecei a fazer o tratamento, poucas vezes precisei vomitar. Algum dia o sofrimento vai acabar, ou não vai acabar nunca?

Acredito que sim, vai acabar. Quando? A dor física é a primeira que vai se resolver quando eu retirar o anel. A dor emocional de tê-lo colocado também irá embora rapidamente.

A pergunta que não quer calar é: por que me submeti a castigos assim? Quanta desolação, falta de proteção, ultraje e negligência são necessárias para construir os caminhos que levam a uma solução para os problemas! Ou eu queria me castigar?

Acredito que não preciso mais da dor para me sentir vivo, para mim o que é verdadeiramente importante é parar de sofrer.

As palavras de Juan revelam algo que ocorre com muitas pessoas inconscientemente: precisam da dor para se sentirem vivas.

Talvez, a verdadeira dor, mais do que morrer, seja viver somente com vida. De alguma forma, é se sentir enforcado, sem controle, sem autonomia nem liberdade. É uma forma de vida particular, à qual várias pessoas se acostumam.

Se alguma coisa dói, é porque estamos vivos. É verdade! Porque, se não estivéssemos vivos, não doeria. Onde buscamos e sentimos a dor? No nosso corpo.

Da mesma forma, deve-se respeitar a decisão de cada um de continuar ou não com uma estrutura de pensamento e percepção da vida.

Não obstante, aquilo que dói também pode inspirar – como acontece com Juan – a se desvincular da dor. Implica, como ele disse, medir a vida a partir de outro ponto de vista.

Ele só está conseguindo isso agora, aos 44 anos; sem pressa, sem boicotes e com a ajuda adequada. Saiu daquele caminho doloroso da sua história e compreendeu que aquilo que lhe causou tanta dor pôde também ser transformado em inspiração para que ele desfrutasse de um bem-estar autêntico.

4

A MÁSCARA

**O pesar de Natália
por ter uns poucos quilos a mais**

Natália tem 25 anos e mede um metro e sessenta e cinco. Tem cabelo escuro, olhos castanhos e uma agradável silhueta. Quando ri, é possível vislumbrar seu sorriso perfeito, brilhante, belo.

Eu a conheci há seis anos, quando sua mãe veio à Clínica para perder 20 quilos. Natália a acompanhava em alguns grupos terapêuticos; a incentivava, estimulava a alcançar a meta.

Depois de 3 meses, sua mãe conquistou o peso ideal e o mantém até hoje. Aos sábados exercita seu corpo em Palermo, frequenta os grupos de manutenção e de fim de semana; já sem a companhia da filha...

Pois bem, alguns anos depois, Natália marca uma consulta. Tentei não imaginar o motivo. Pelo que me lembrava, possuía uma figura esbelta; fiquei um pouco intrigado.

No dia do encontro, eu a distingui rapidamente na sala de espera. Notei seu corpo apenas cheinho; se tinha excesso de peso, era quase imperceptível. Aproximei-me, nos cumprimentamos e a convidei a entrar no consultório.

– Como vai, Natália? Há quanto tempo...
– Bem... É verdade, faz muito tempo que não nos vemos.
– Faz quanto tempo, você se lembra?
– Mais ou menos seis anos, quando minha mãe atingiu seu peso ideal.

– Seis anos! Ainda a encontro em alguns grupos e em Palermo. Dava a impressão de que a sua companhia no tratamento dela foi de grande ajuda.

– Imagino que sim, de qualquer forma, fiz isso com muito prazer; pude ver como conseguia perder peso, depois de tantas tentativas fracassadas. Agora estou admirada por ela estar mantendo o peso já há seis anos, acho isso incrível...

– Não é tão incrível, simplesmente ela aplicou e compreendeu a fundo o método; no caso dela, foi necessário continuar comparecendo para poder se manter.

Agora, me conte sobre a sua vida, Natália, como você está?

– Bem... Faz quatro anos que me formei arquiteta e estou trabalhando em um escritório de arquitetura.

– Excelente!

– Sim – diz sem vontade, levantando seus ombros.

– E no amor...?

– Casei no ano passado – diz também com pouca empolgação.

– Que ótimo, parabéns!

Apesar de Natália não transmitir mais a mesma alegria, parecia normal. Nada na sua aparência indicava a existência de um problema.

– Agora me diga, o que a traz à consulta?

– Talvez possa parecer uma bobagem, até engraçado; o motivo reside em uns malditos 5 quilos a mais que venho arrastando há quatro anos. Não estou feliz com a minha imagem, não consigo me sentir à vontade com meu corpo como me sentia antes, sem esses miseráveis quilos a mais.

Além disso, acho que alguma coisa não está bem em mim, porque não consigo perdê-los, por mais que preste atenção ao que como e me controle.

Sei perfeitamente como emagrecer, porque vi minha mãe fazê-lo; contudo, mesmo me organizando e cumprindo, não consigo.

No início fiz por minha conta a dieta recomendada no Centro Terapêutico, também fui correr, comprei a balança.

Perdi um quilo e meio, pouco tempo depois, ganhei-os de novo. Depois tentei outras dietas, mas nada funcionou na minha tentativa de emagrecer.

O mais preocupante é que não quero perder 20 ou 30 quilos, mas somente 5. Tenho medo de ter algum problema hormonal ou de metabolismo.

Enfim, esse é o motivo da consulta.

Para aplacar seu medo e confusão, comentei:
– Vou pedir que faça alguns exames, mas não acredito que você tenha um problema físico, Natália. Sua situação é comum em muitas pessoas que têm pouco excesso de peso e também não conseguem perdê-lo.
Além disso, você bem sabe que quando alguém faz a dieta sozinho, na maioria dos casos, fracassa.
Muitas vezes não consegue emagrecer, sejam muitos ou poucos quilos, devido ao ambiente, às pressões e às tentações constantes que afastam a pessoa do objetivo. Em geral, você fracassa sem perceber, mesmo tendo certeza de que fez as coisas direito.
– Posso lhe assegurar que esse não é o meu caso.
– Por que você tem tanta certeza?
– Sei que empenhei todo o meu esforço e atenção para não me desviar.
– Estou falando a respeito de comportamentos inconscientes influenciados pelo ambiente. Às vezes eles têm mais poder do que toda a atenção consciente.
Por exemplo, da mesma forma que você não percebeu esses poucos quilos a mais até se sentir desconfortável, também pode não ter atentado para falhas nas suas tentativas de emagrecer.

Pois bem, o caso de Natália não representa um excesso de peso alarmante. Trata-se de um excesso de peso estético – entre 5 e 7 quilos acima do peso ideal.
Contudo, é alarmante que ultimamente a mesma coisa esteja ocorrendo a todo tipo de insatisfeitos: a pessoa deseja perder peso e não consegue, sejam poucos ou muitos quilos.
Assim, muitas pessoas têm um leve excesso de peso estético e não conseguem se livrar dele. A maioria acaba adaptando esse excesso à sua vida, já que não se preocupa com ele, não o registra, e isso não lhe traz incômodo.
Já Natália tem bem viva a lembrança de como se sentia antes, sem os 5 quilos a mais. Ela, assim como muitos, vive uma situação que considera intolerável. Quer recuperar seu peso ideal.

Por outro lado, em vez de culpar o ambiente tóxico como a causa da sua dificuldade para perder peso, é conveniente pensar na influência de outros fatores; principalmente se, como ela diz, realizou várias tentativas sem sucesso durante quatro anos.

Desconfiei que o aspecto psicológico era o fator predominante. Sua expressão sem vontade quando perguntei sobre seu trabalho e o amor disparou o alarme.

Desde o início da conversa, comecei a sondar o aspecto escondido das suas expressões. Anotei certas palavras e frases do seu discurso que pareciam significativas, no sentido de poderem ter outro significado em um contexto diferente, ainda desconhecido.

As palavras e frases que anotei foram as seguintes: "quatro anos", "recebi", "reside", "se arrastando", "miseráveis", "penso que alguma coisa não está bem em mim", "fui correr", "não me sinto confortável", "não estou feliz", "nada funcionou", "tentativa", "problema", "tenho medo".

Abordar o fator psicológico não é tarefa fácil. Deve-se continuar trabalhando com o paciente para avaliar se existe essa influência na sua dificuldade para perder peso.

Então observei:

– Natália, por acaso você começou a ganhar esse pequeno excesso de peso quando se formou como arquiteta, há quatro anos...

– Hum... Agora que você está falando nisso, a época coincide, foi a partir desse momento. Apesar de não encontrar nenhuma ligação entre esses quilos a mais e ter me formado...

– "Ligação..." – repito sua palavra.

Ela reflete. Depois acrescenta:

– Pode ser que, a partir de então, pelas características do meu trabalho, eu tenha assumido hábitos mais sedentários. Permanecer sentada horas e horas trabalhando em projetos no computador pode ter causado esse pequeno ganho de peso. Também, muitas vezes beliscava quase sem perceber qualquer coisa que estivesse ao meu alcance.

– É muito provável. Contudo, além desses 5 quilos, gostaria de saber o motivo que impediu e impede você de emagrecer.
– Não sei qual é o motivo, já tentei de tudo... Por isso vim consultá-lo. Minha ideia é fazer o tratamento na Clínica, não mais por minha conta.
– Acho uma boa ideia.

Percebi que alguma coisa não estava bem com ela, da mesma forma que havia expressado antes. Em seguida, me fazendo de bobo, disse que precisava ir ao banheiro. Quando voltei, encontrei-a com os olhos chorosos, vermelhos, enxugando as lágrimas. Aproximei-me dela.

– O que está acontecendo Natália? Por que essa tristeza repentina…?
– Não sei, tenho medo…
– Medo de que, ou de quem?
– De ter um problema físico… Estou muito assustada.
– Apesar de ser uma questão que não deve ser descartada, não acredito que você tenha um problema hormonal ou metabólico. Talvez seja outro o motivo que está te deixando mal.

Natália continuava angustiada. Era evidente que tinha muito mais para exteriorizar. Talvez seu pequeno excesso de peso fosse a ponta de um iceberg que escondia outros problemas ocultos.
Encontrava-me em uma situação difícil, tinha sérias dúvidas em continuar com a consulta, não ia ser proveitoso. Então decidi acompanhar sua angústia em silêncio. Depois de um tempo, estando ela mais aliviada, digo:

– Vou te dar o pedido para os exames, para descartar a hipótese de algum problema físico. Quando tiver os resultados, volte. Não fique angustiada, sozinha, vamos trabalhar juntos essa questão.
– Desculpe, estou muito confusa. Quando tiver os resultados, volto, preciso voltar.

Pois bem, às vezes, quando uma pessoa procura um especialista para colocar uma dificuldade pontual, no transcorrer da consulta pode aflorar outro conflito imprevisto, diferente e mais preocupante do que o motivo inicial. Geralmente deixa tanto o paciente quanto o profissional desconcertados.

Talvez isso se deva a um mecanismo inconsciente que se encarrega de expressar aquilo que é realmente preocupante. Dessa forma, o suposto motivo original pelo qual a pessoa se consulta funciona como um facilitador para manifestar a existência de outro ou mais problemas. Às vezes se apresenta como um complexo enigma. Isso parecia estar acontecendo com Natália.

Poucos dias depois, nos reunimos no consultório. Quando a cumprimentei, notei que sua alegria estava bastante diluída. Contudo, sabia que ela possuía uma atitude positiva perante tudo, e eu devia me agarrar à essa valiosa qualidade.

– Hoje você está mais tranquila, Natália?
– Os exames clínicos estão normais. Sinto-me esquisita, triste. Sei que esses ridículos quilos a mais não justificam tanta angústia. Não consigo encontrar a razão.
– Há quanto tempo você se sente angustiada?
– Desde a última vez que vim aqui.
– Sério? – pergunto admirado.
– Sim.
– Antes, nada?
– Não. Só sentia o desconforto com meu corpo.

O fato de a angústia ter surgido tão rápido me fez agir também rapidamente. Senti que nada era por acaso.

Natália precisava de ajuda e de uma organização geral. Encontrava-se muito dispersa, oscilante e confusa.

Assertivamente, oriento-a:

– Sugiro o seguinte: comece o tratamento o mais rápido possível para perder esses quilos; certamente você vai levar só um mês ou até menos. Isso aplacará um pouco a sua angústia, distrairá você.

Enquanto isso, a partir de agora vamos começar as sessões de análise para trabalhar mais profundamente essa tristeza repentina. Concorda?

– Sim, acho bom.
– Perfeito. Se quiser, retomaremos a questão da dor que aflorou da última vez. Só quero relembrar a última coisa que você disse: "Tenho medo de ter um problema físico".
– Isso mesmo.
– Agora que está descartada essa possibilidade, do que ou de quem você acha que tem medo?
– Não sei...
– Não sabe... Está certo. Diga-me, você pensou em alguma coisa durante esses dias?

Depois de certo tempo, ela responde:

– Hum... Para ser sincera, não estou satisfeita com a minha vida. Faço um grande esforço para aparentar o contrário.
– Por que você não está satisfeita?
– Sinto que obedeci como um robô: estudei, me formei, me casei. Só falta ter filhos, assim terei o pacote completo.
– Você tem medo de ter filhos?
– Não sei.
– "Não sei..." – repito. – O que você teria gostado de fazer da sua vida? Já que "não está satisfeita", como você diz.
– Não sei...

Fico em silêncio para ela refletir. Depois esclareço sua situação repetindo suas palavras:

– Aparentemente existem muitas coisas que você não sabe, Natália: não sabe do que você tem medo, não sabe se quer ter filhos, não sabe que vida teria gostado de levar, não sabe por que não pode emagrecer...
Não são questões pouco importantes.
No entanto, parece que obedecer é a única coisa que, sim, você sabe fazer. Como você disse antes, isso transforma você em um robô...
Talvez obedecer te afaste das suas buscas verdadeiras, transformando você em um "não sei", e assim você desconhece muitas coisas sobre si mesma.

Pelo menos você sabe a quem obedece? – faço uma pergunta arriscada, porém necessária.

Natália permanece em silêncio. Eu também. Depois responde:

– Faço o que me dizem que deve ser feito.
– Então por que não conseguiu emagrecer? Já que, segundo você, fez tudo para conseguir.
– Acho que foi o ponto de ruptura. Ninguém me disse que tinha que perder esses quilos, eu mesma me propus essa meta e não funcionou. Pelo visto, sei obedecer, mas não sei obedecer a mim mesma.
– Ou seja, os outros têm bastante poder sobre suas realizações?

Natália abaixa o olhar. Novamente sua angústia começa a aflorar. A incerteza, no princípio, costuma transitar por um caminho desconfortável de mal-estar.

Nesse momento decidi terminar a conversa. Ela sairia com uma colocação importante: Quem tinha o poder sobre a sua energia, sobre a busca e realização dos "seus desejos"?

– Vamos parar por aqui. Nos vemos na semana que vem; tente iniciar o tratamento logo para perder seus poucos quilos a mais, o seu grande problema.
– Está certo. Até a próxima.

Natália aparentava ser um caso de excesso de peso estético simples de resolver, mas acabou se tornando uma questão complexa.

No encontro seguinte era conveniente começar a indagar sobre seu círculo familiar, íntimo; pesquisar se este fazia parte da origem de sua dificuldade.

Quando o dia chegou, notei-a um pouco mais magra. Sua expressão transmitia tranquilidade, um pouco de alegria.

– Como você está, Natália?
– Bem... Fiz as consultas médicas prévias e comecei a dieta, em menos de uma semana perdi um quilo e meio. Estou feliz.
– Fico feliz em saber.

Pouco depois, pergunto:

— Diga-me, você pensou nas questões sobre as quais conversamos?
— Para dizer a verdade, não. Estive muito ocupada.
— Sei. Ocupada em quê?
— Em minhas obrigações.
— "Em minhas obrigações...". No seu trabalho, nos afazeres da casa, passando tempo com seu marido, com seus pais...?
— Um pouco de tudo. Mas meu pai faleceu há quatro anos...
— Ah, não sabia.

Faço uma breve pausa e pergunto:

— Que lembrança você tem do seu pai?
— Tento não me lembrar.
— Por quê?
— Justamente porque não tenho uma boa lembrança.
— Se quiser, pode me contar...
— Hum... – hesita.

Pouco tempo depois, entra em detalhes:

— Era uma pessoa muito fechada, de poucas palavras. Só falava quando tinha alguma coisa importante para dizer. Também trabalhava muito; eu só o via à noite, bem tarde.
— Por que você tem uma lembrança ruim dele?
— Só dava ordens, nunca prêmios, mesmo que eu fizesse tudo o que ele queria.
— "Como ele queria..." O que ele queria?
— Isto que sou hoje: educada, profissional, casada, obediente.
— "Isto: obediente...".
— Sim, ele tinha uma personalidade muito forte, às vezes eu tinha medo dele.
— Sei. Há quatro anos que ele faleceu: ao mesmo tempo em que você se formava e apareciam seus quilos a mais...
— Sim, mas ele morreu dois meses antes de eu me formar. Ele teria adorado presenciar esse momento.
— Por quê?

– Porque era o mair desejo dele.
– "Desejo dele...". Não o seu, Natália?
– Ufa! Não sei...
– "Sei obedecer, mas não sei obedecer a mim mesma", você comentou na última sessão. Talvez uma das poucas coisas que você tenha desejado por sua própria conta, sem obedecer a ele, tenha sido perder esses quilos.

Natália faz uma pausa que não interrompi. De repente, confessa:

– A tarefa dele era exigir sempre, às vezes com muita violência. Já minha mãe sempre foi meu abrigo e defesa perante meu pai. Quando era pequena, costumava me dar bofetadas quando não fazia as coisas direito – diz abaixando o rosto.
– Deve ter sido difícil levar uma vida assim.
– Sim, por isso prefiro não lembrar dele.
– Compreendo.
Então me diga, você percebe alguma coexistência de fatos no tempo, como a morte do seu pai, você ter se formado arquiteta, o surgimento do seu excesso de peso e, também, talvez não tão por acaso, sua dificuldade de perdê-lo?
Porque aparentemente tudo ocorreu ao mesmo tempo...

Silêncio.

– Nunca tinha pensado nisso. Talvez...
– Bem, Natália, acabamos por hoje. Vejo você na semana que vem.

Natália ficou um pouco desconcertada pelo final abrupto que dei à sessão. Titubeando, diz:

– Enquanto isso, vou continuar fazendo a dieta. Isso me motiva, recupero a alegria.
– Acho ótimo você se conectar com seus desejos. Mantemos contato, Natália. Tchau.

Bem, vale a pena abordar uma questão bastante obscura em relação ao caso de Natália: provavelmente ter levado uma vida obediente tenha sido consequência de ter tido pais – às vezes um só deles – com uma personalidade muito forte.

Pais assim ostentam uma poderosa influência na vida de seus filhos, impõem um determinado e rígido estilo de vida.

Então o filho ou a filha, já desde a infância, se vê obrigado a ter um comportamento obediente, submisso, muitas vezes sob a ameaça de castigos. Talvez, devido aos pais depositarem nos filhos uma grande expectativa em relação àquilo que eles mesmos não puderam realizar nas suas vidas. É bem possível que esse condicionamento venha a determinar naquele que o sofre uma profunda ignorância da sua personalidade, da sua autenticidade, das suas próprias buscas e ideais.

No pai de Natália eram evidentes as características desse tipo. Nela, as consequências.

Contudo, ao invés de lutar contra a pressão, Natália precisa tomar consciência da força dos desejos de seu pai sobre os próprios desejos dela. O que é realmente importante é que aos poucos ela possa descobrir seus verdadeiros anseios e conseguir acumular a energia suficiente para concretizá-los.

Essas causas haviam dificultado a redução de peso quase insignificante, apesar de muito importante para ela.

Era necessário lutar contra essa incapacidade enclausurada na sua mente.

De que maneira? Em primeiro lugar, concretizando um objetivo próprio, genuíno: como perder esses poucos quilos realizando o tratamento.

Passada uma semana da última sessão, Natália chega ao consultório com uma expressão desanuviada, tranquila. Sentou-se e diretamente exclamou:

– Perdi 2 quilos e 800 gramas! Em apenas duas semanas! Acho que vou conseguir.
– Que ótimo! Além disso, você está indo aos grupos terapêuticos e a Palermo para exercitar seu corpo?
– Sim, faço o tratamento completo. Com o exemplo da minha mãe, comprovei que é possível alcançar a meta muito mais rapidamente.
– Isso mesmo.

Permaneço calado. Depois de uma breve parada, Natália comenta em tom reflexivo:

– Estive pensando várias coisas esta semana...

– Conte-me.

– Acho que o tratamento me faz muito bem. Não só emagreço, como revejo profundamente algumas questões sobre as quais conversamos. Por exemplo, pensei bastante no desejo; não no meu desejo, mas no desejo como conceito.

– Como assim?

– Várias palavras que eu disse para você em outras sessões ecoam na minha cabeça: "Era seu desejo maior presenciar o momento da minha formatura", falando do meu pai. Talvez para mim a formatura não tenha sido meu desejo, simplesmente cumpri minha obrigação com ele.

– Sei. Continue...

– Também pensei em uma frase: "Sei obedecer, porém não sei obedecer a mim mesma". Agora com a dieta estou conseguindo, já não tenho medo dele. Desculpe, quis dizer que não tenho medo.

Fica em silêncio.

– Medo de realizar seus próprios desejos, um desejo seu, autêntico?

Novo silêncio...

– Acho que sim... Depois concebi o desejo como conceito, como uma ideia complexa.

– Explique...

– Porque nós nunca temos mesmo certeza se os desejos que temos são próprios ou alheios.

– "Nós", é você?

– Claro... Logo entrei em uma confusão mental. Não sabia distinguir um desejo genuíno de outro promovido por alguém de fora.

– A maioria de nós, no princípio, é o desejo dos nossos pais. Quando crescemos, o desafio reside em equilibrar essas forças; conhecer, distinguir e aprender a separar os desejos deles sobre nossa vida dos nossos próprios desejos.

Existem pessoas que constantemente se rebelam diante do desejo que os outros concebem para sua vida.

Há também pessoas que se apropriam do desejo do outro. Quando a pessoa se vê em uma situação na qual deve desejar por si mesma, não sabe o que fazer... Em geral fracassa quando tenta realizar algum anseio pessoal.

– Hum... Acho que isso aconteceu comigo em relação à questão dos quilos.

– Já que você falou no assunto, é provável...

Natália estava percebendo. Enquanto isso, continuava me fazendo de bobo, para que ela mesma soubesse se questionar e descobrir.

Não é função do especialista lhe mostrar diretamente sua realidade. Só guiá-la, insinuar algumas pistas; inspirá-la, não desafiá-la.

– Agora que estou conseguindo perder peso, perdi o medo – diz com segurança.

– Que medo? O medo que você tinha do seu pai quando você não fazia o que ele queria?

– Talvez. Vivi muito tempo sob sua supervisão.

– Agora parece que você é quem o supervisiona...

Como uma investigadora dentro de uma enigmática montanha repleta de trilhas escuras, Natália aos poucos encontrava certas luzes que a guiavam. Descobria realidades, comportamentos que não eram seus, porém automáticos, antes ocultos.

É um caminho que deve ser percorrido passo a passo. Quantos outros desejos autênticos existirão nela que ainda desconhece? Por enquanto, só deveria se concentrar na sua perda de peso.

Então pergunto:

– Quanto você ainda tem que perder?

– 2 quilos e 200 gramas.

– Se você precisava perder 5 quilos, já percorreu mais da metade do caminho.

– Sim, a cada dia falta menos.

– Como vai a questão dos grupos terapêuticos e a atividade física?

– Estou fazendo tudo. Apesar de ter dificuldade para ir a Palermo tão cedo, obrigo-me a ir.

– "Obrigo-me". Ninguém mais obriga você.
– Parece que não – diz, levantando as sobrancelhas.

Permiti que repensasse um pouco suas palavras. Depois, concluí:

– Bem, continue com a mesma garra. Por hoje vamos parando por aqui, nos vemos na semana que vem.

Silêncio.

Ela parecia sempre estar pensando no motivo pelo qual concluo cada consulta.

– Combinado – diz.

Natália progredia rapidamente. O impulso de mudança e a lucidez mental que demonstrava eram fruto da atividade física, dos conhecimentos que incorporava nos grupos e de seguir a dieta. Além disso, a terapia precipitava, esclarecia e organizava suas emoções. Natália fazia, descarregava, assimilava e descobria; tudo ao mesmo tempo.
Contudo, eu tinha certeza de que a próxima sessão seria muito difícil, crucial. Devia me preparar para o retorno de todas as suas dúvidas e medos. Por quê? Porque Natália estaria apenas a um passo da sua meta tão adiada, o que representava um ponto decisivo. Implicava em inclinar a balança na direção de um lugar desconhecido: um desejo autêntico.
No encontro seguinte, pela primeira vez, Natália chegou atrasada à sessão... Não fiquei surpreso.

– Desculpe o atraso; tive uma reunião no trabalho, não pude me liberar antes.
– Não tem problema, ainda temos tempo.
– Ainda bem... Antes de mais nada, quero lhe dar uma boa notícia: Só me falta perder um quilo! – exclama empolgada.
– Excelente. Talvez você perca todo o peso em menos de um mês.
– Certamente. Isso é incrível.

– Depois de quatro anos de atraso, você deve achar incrível, principalmente o fato de não ter conseguido se livrar antes desses quilos a mais – repito literalmente algumas palavras que expressou quando chegou.

– Sim, apesar de ficar com um pouco de medo por me sentir a um passo de alcançar meu objetivo.

– Você deve estar pensando o que haverá depois, o que está à sua espera. Não se preocupe, não há um abismo esperando por você.

Natália fica pensando…

– Ontem à noite tive um pesadelo, um sonho ruim.

– O que você sonhou?

– Sonhei que entrava na casa dos meus pais sem os 5 quilos a mais e senti angústia, medo. Tudo era esquisito: a casa estava suja, abandonada, havia teias de aranha. Inclusive os cômodos pareciam muito maiores, gigantescos. Eu me sentia pequena.

Então disse em voz alta: "Oi, cheguei". Como não recebi resposta, percebi que estava vazia. Fui direto para a cozinha e comecei a comer tudo que havia à máxima velocidade para ganhar peso, caso alguém chegasse.

– Chegou alguém?

– Sim, meu pai, como se não tivesse morrido. Quando me viu, me abraçou, uma coisa que não lembro que tivesse feito em vida. Acariciou minha barriga estufada. Nesse instante, acordei chorando, me senti muito confusa e angustiada.

– Hum... Um sonho muito significativo... O que você acha agora desse sonho ruim?

Natália franziu a testa, como se estivesse zangada.

– Que mesmo alcançando minha meta, emagrecendo e depois aplicando as ferramentas para manter o peso, certamente eu engordaria. Meu medo continuaria vivo eternamente.

– Assim como seu pai, vivo no sonho. Um medo que continua vivo. Não esqueça de que, em você, ele foi a representação do medo...

Talvez nesse sonho você tenha reencontrado seus temores novamente e voltado a engordar. Não reencontrou o seu "eu" que havia aceitado a ideia de emagrecer.

É possível que o surgimento desses temores esteja relacionado com a insegurança gerada pela ideia de perder sua conquista, ou nunca alcançá-la completamente. Você tem medo de voltar a engordar. Não é por acaso que seu pai apareceu neste momento tão importante para você.

– Maldito! Apesar de estar três metros debaixo da terra, me confunde.

– Confundiu você durante muito tempo, Natália. Talvez agora ele tenha mais poder morto do que vivo... Contudo, há uma coisa a seu favor: antes ele era real, agora é só um sonho ruim.

Por outro lado, muitas pessoas, quando se aproximam do peso ideal, sentem o mesmo medo que você. Esse medo é denominado medo de voltar a engordar. Você pode sentir que este último passo que você está para dar é o mais escorregadio, emaranhado e rebelde. Você deve se manter muito atenta.

– É hora de romper com a mesma história que continua se arrastando indefinidamente. Parece que recuperei forças pela raiva que sinto.

– Aproveite sua firmeza, sua sensação de revanche, de que você vai conseguir. Tome isso como um autêntico desafio, como um corte definitivo com a novela interminável de querer e não poder.

Depois de uma breve pausa, concluo:

– Vejo você daqui a uma semana.

De fato, assim como eu havia antecipado, todas as suas dúvidas e temores tinham reaparecido com força.

Pois bem, na sessão seguinte decido me atrasar literalmente na chegada. Desejava que ela, tendo alcançado seu peso ou não, pensasse sozinha. Queria amenizar sua euforia, caso tivesse conseguido perder, ou, se assim não fosse, talvez minha ausência diminuísse sua tristeza.

Ao chegar na Clínica, vejo Natália na sala de espera lendo um livro; parecia séria, muito concentrada. Aproximo-me e digo a ela:

– Desculpe meu atraso, o trânsito estava terrível. Não podia me livrar. Vamos para o consultório.

Sentamos, não lhe pergunto nada. Mostrando-me indiferente, começo a organizar alguns papéis. Esperava que ela começasse a falar. Pouco tempo depois, irrompe:

– Bem, consegui. Cheguei ao peso – diz em tom alegre, porém não eufórico.
– Fantástico, Natália.

Enquanto isso, eu continuava na minha representação de "recém-chegado ao consultório", organizando qualquer coisa... Natália se mantinha em silêncio. Poucos minutos depois, lhe faço uma advertência:

– Preciso te dizer uma coisa. Minha intenção não é desmerecer sua conquista, mas, como você já deve ter percebido, quando alcançou o peso ideal, não chegou ao fim do caminho, mas começou outro. Na verdade, um caminho não tão diferente do anterior.
Da mesma forma, agora você começa outro: manter a linha do seu desejo, a direção.
– Primeiro precisei transpassar as grossas paredes de uma grande dificuldade. Levei quatro anos! Sem essa conquista, não existiria um segundo caminho...
– Sei disso e você está de parabéns. Só faço este comentário para você não achar que resolveu absolutamente tudo, o tempo dirá...
Por outro lado, os terapeutas da Clínica, como eu, geralmente sinalizam que aquilo que é verdadeiramente importante não reside na quantidade de quilos que o paciente perdeu, nem em quanto tempo levou para conseguir isso, mas em como se sente uma vez que deram esse primeiro passo.
Então, diga-me, como você se sente?
– Segura, aliviada. Por enquanto, sem fantasmas.
– Você se julga capaz de continuar?
– Quero tentar. Ainda devo esclarecer uma série de pontos obscuros que agem contra mim.
– Parece-me uma decisão correta; principalmente porque no seu caso ocorreu, e não sabemos até quando, um profundo desencontro de você com você mesma. Em menos de um mês não acho que você tenha resolvido tudo...

– Sei disso, percebo perfeitamente, não tenho ilusões.

– Você tem outro caminho pela frente, Natália; é a busca do encontro com o que você quer para a sua vida. Já deu o primeiro passo. Não pense que um mar de rosas está à sua espera...

– Tenho clareza disso, estou disposta a continuar trabalhando pelo tempo que for necessário. Além disso, essa primeira etapa fez minha mente se alinhar. Ganhei confiança, segurança, paciência. Agora reconheço algumas das minhas dificuldades e tenho as ferramentas básicas para controlá-las.

– Com o tempo você irá aperfeiçoando essas ferramentas, que ajudarão a descobrir novos conhecimentos. Principalmente, ajudarão a manter uma constância.

– Esse é o meu desejo.

– Esse desejo é um bom começo. Significa busca, energia, anseios, paixão. Mais vontade.

Desculpe-me, por hoje vamos parar por aqui. Tenho um dia complicado. Preciso continuar organizando, ainda não encontrei vários papéis importantes... Nos vemos em breve. Continue bem – lhe digo, literalmente, me fazendo de desinteressado, sem comemorar.

Poucos dias depois, Natália começa a Manutenção. Manteve o rumo atento, estável, seguro. Além disso, ressurgiu nela sua enérgica alegria, tão característica. Os condicionamentos de obediência foram sendo aplacados, estava decidida a se redescobrir, encontrar outras satisfações, afastadas do forte mandato que havia dirigido poderosamente suas decisões, escolhas e que alterou o controle do próprio corpo.

Lentamente, conseguiu desmascarar muitos dos seus ideais. Deixou sua profissão de arquiteta e se separou do marido. Agora está estudando Direção e Artes Cênicas. De vez em quando participa de peças de teatro do circuito independente; e, no futuro, deseja ser mãe.

Dessa maneira, seu caso revela como um leve excesso de peso estético pode esconder uma questão complexa e profunda.

Uma vez mais está comprovado que um tratamento integral, abordando, unificando e equilibrando em cada pessoa as facetas mais importantes da personalidade, a princípio divididas, constrói as bases para uma mudança autêntica e constante.

Aos poucos, a autêntica Natália começou a surgir. Para ela não foi tão importante recuperar o bem-estar físico, mas recuperar o que desejava para a sua vida.

Uma verdade que escondia um grande pesar, disfarçada por uns poucos quilos a mais. Uma verdade que foi invisível aos seus olhos durante muito tempo, uma verdade que só seu coração sentia.

5

O PODER

Ricardo escolhe um único não
para descobrir vários sim

Ricardo é uma pessoa amigável e paternal. Sua voz transmite determinação, segurança. Além disso, talvez devido à sua profunda mudança interna e externa, seu olhar atrai a atenção das pessoas.

Tem uma expressão semelhante à de alguém que já viu muito na vida e agora agradece por ter vivido tantas experiências. Parece condensar o espanto e a gratidão.

Pois bem, Ricardo não está com fome e sorri. Sorri há mais de treze anos, quando sua vida deu uma virada e ele conseguiu se livrar de 130 quilos em apenas 18 meses.

Ele mede um metro e oitenta de altura, tem 53 anos, pesa 90 quilos. Iniciou o tratamento há 15 anos e mantém seu peso ideal com notável constância há mais de 13 anos.

Contudo, antes disso chegou a um peso máximo de 230 quilos, ficou paralisado em uma cama durante vários meses até que, convencido por familiares e amigos, decidiu realizar o tratamento.

O caso de Ricardo é o de um hiperobeso que já não acreditava na possibilidade de perder peso. Depois de várias tentativas mal sucedidas, estava disposto a se submeter a uma cirurgia gástrica.

No entanto, a vida lhe proporcionaria uma surpresa.

Pois bem, vale a pena destacar que Ricardo, mantendo seu peso ideal já há 13 anos e meio, transformou-se em um importante expoente, inspirando outras pessoas e também a ciência.

Ele fez cair por terra todas as pesquisas sérias vigentes que asseguram que, com tratamentos tradicionais de emagrecimento, um hiperobeso só poderia perder "alguns quilos" e muito provavelmente recuperaria tudo em pouco tempo.

Esses estudos também afirmam que uma pessoa com o mesmo grau de obesidade, mediante uma operação gástrica, diminuirá no máximo 50% do seu excesso de peso.

De fato, esses estudos científicos estão certos; se baseiam em estatísticas concretas. Por isso a história de Ricardo é tão importante: rompe com o fracasso tão conhecido, com o ceticismo, com a renúncia antes de começar, com as estatísticas, com a suposta premissa de vida ou morte que afirma que só através de uma cirurgia gástrica será possível melhorar em alguma medida a qualidade de vida dos hiperobesos...

Seu caso extremo renova a esperança; impulsiona a força, a confiança de que é possível. Transformou-se em modelo e referência para muitos hiperobesos, e também para uma grande quantidade de obesos e pessoas com excesso de peso que, assim como ele, acreditavam que não conseguiriam. E não precisou se operar.

Fazendo o tratamento, ele passou por uma profunda mudança, que resultou, entre outras coisas, na concretização de um desejo que durante muito tempo lhe pareceu inalcançável: emagrecer e manter o peso. Principalmente, voltar a se conectar com a vida. Quase tinha esquecido de como era.

Evidentemente, Ricardo não foi tocado por uma varinha mágica que transformou seu corpo. Ele buscou e encontrou o tratamento adequado, que o ajudou e animou a obter, sustentar e cuidar das suas conquistas até hoje. Vamos conhecer sua incrível história.

Ricardo nos conta:

– Da mesma forma que muitos outros, comecei minha história de gordo em plena adolescência. Foram quinze anos de muita gordura até que em certo momento da minha vida fiquei estancado com 230 quilos, o máximo que alcancei.

Vivia prostrado na cama. As apneias noturnas não me deixavam dormir, tinha enxaquecas diariamente, o colesterol muito alto, hipertensão… Em última análise, possuía uma lista interminável de problemas de saúde diretamente associados à minha hiperobesidade.

Ao iniciar sua história, um brilho melancólico começa a iluminar seus olhos azuis. Ricardo estava revirando o passado; imaginei que esse brilho especial no seu olhar talvez refletisse certa tristeza por não ter encontrado a solução para o seu problema antes, quando era mais jovem.
Prossegue:

– Em relação à vida diferente que levava como gordo, posso dizer que era a personificação do desinteresse. Ou seja, era passivo diante de tudo. Por exemplo, ganhava alguns quilos, logo depois perdia… mas em pouco tempo os recuperava.
Minha vida foi durante anos um pêndulo constante. As oscilações do meu peso se manifestaram frequentemente no meu estado de ânimo flutuante, nos vínculos inconstantes, no tudo ou nada com as pessoas. Também nas reações que tinha e nas decisões instáveis e incertas que tomava.
Finalmente, acabei prostrado em uma cama, abatido, completamente resignado. Só me restava uma alternativa, que considerava bastante arriscada: a cirurgia gástrica.

Nesse momento compreendi que Ricardo não só havia emagrecido há mais de treze anos, como também tinha recuperado a lucidez, a ética, a agilidade mental; por isso era capaz de manifestar uma autocrítica dura, sincera.
Agora ele podia ver seu passado com mais clareza; com a clareza especial que só o fato de preservar uma conquista tão importante pode proporcionar.
De repente, seus olhos recuperaram o vigor. Imaginei que sentia superada aquela etapa difícil da sua vida, seu espírito recuperou forças.
Mas Ricardo não é bobo. Os últimos 13 anos da sua vida, nos quais se manteve magro, não conseguiram transformá-lo em um presunçoso. Ainda hoje comparece aos grupos terapêuticos e pratica os exercícios físicos.

Por outro lado, ainda que cada pessoa gorda tenha sua história particular de excessos, aquilo que ele sentia quando comia sem controle pode acabar se tornando reiterativo. Tudo o que sofria por causa da sua gordura também é mais do que sabido. Já não interessam essas histórias mil vezes contadas, sem sentido, sem sentimentos.

Na realidade, pouco importa o passado de um gordo, mas sim o que o futuro lhe reserva. A ideia é que, em um futuro não muito longínquo, consiga estar magro.

Ao iniciar tratamento, o mais interessante é saber que coisas acontecem, que mudanças observa sem comer excessivamente.

Também interessam as novas sensações e ideias que surgem com o desaparecimento dos seus primeiros quilos; aquilo que descobre uma vez que consegue emagrecer.

Ricardo nos revela:

– O primeiro erro que cometi quando entrei no Centro Terapêutico foi pensar: "Venho para emagrecer, procurando uma dieta milagrosa... Para continuar comendo e ainda por cima perder peso".

Não encontrei nenhuma dieta milagrosa; encontrei um sistema que mudou minha maneira de pensar, de me relacionar e de encarar os problemas.

Durante muitos anos, diria décadas, tive um corpo que não quis porque obedecia a um comportamento, um prazer e uma forma de pensar que, aparentemente, de fato queria.

Dessa forma, tolerei o excesso e a frustração por muito tempo. Sentir-se mal é um estado ao qual nos acostumamos, nos adaptamos.

Contudo, há 15 anos, quando comecei o tratamento seriamente, senti pela primeira vez que podia me desprender do rótulo de que seria hiperobeso para sempre.

Arranquei pela raiz esse ar dramático que um problema tem quando se torna crônico. Se queria dar fim à cronicidade, o primeiro passo era me afastar da minha posição de vítima; porque no princípio sentia que a dieta me tirava comida. Na realidade, tinha que pensar quantas coisas a comida em excesso estava me tirando.

"Nós emagrecemos pelo que comemos, não pelo que deixamos de comer", me disse naquele tempo uma nutricionista da Clínica.

A partir daí, encarei uma solução séria. Imediatamente rompi com o excesso.

Surpreendi-me ao ver como tudo acabou sendo para mim muito simples, descobri um estado desconhecido até aquele momento: não sentia fome e estava tranquilo. Não podia acreditar!

Ao mesmo tempo, frequentar os grupos foi fundamental na perda de peso.

Embora no primeiro grupo terapêutico ao qual compareci, apenas três pessoas tivessem uma grande obesidade como a minha, na reunião percebi que não era diferente dos outros. Tinha o mesmo potencial para me recuperar.

Senti-me acompanhado a todo momento. Quando minhas forças fraquejavam, sempre encontrava uma palavra de apoio, via o tempo todo pessoas que haviam conseguido emagrecer, cheias de vitalidade, com uma atitude diferente diante da vida.

Enquanto Ricardo contava sua história, percebi certo tom de nostalgia na sua forma de falar. Certamente, naquela época ele passava muito tempo sozinho, talvez em decorrência de manter um vínculo privado e excessivo com a comida, que o privava de se relacionar com as pessoas.

Provavelmente, seu comparecimento aos grupos diminuiu esse sentimento angustiante de solidão, falta de comunicação e inação. Porque talvez, além de iniciar o tratamento e aceitar suas leis, tenha conseguido descobrir os benefícios da sociabilidade diante de um problema em comum.

Ricardo prossegue:

– Entreguei-me completamente ao tratamento, sem questionamentos, sem caprichos, sem zangas. Obedeci a tudo que me era indicado pelos profissionais, sem pensar demais, sem tentar ser criativo nesse aspecto.

Também compreendi que encarava uma profunda mudança, e que sozinho jamais teria chegado lá.

Minha conquista foi o resultado do trabalho pessoal e grupal. Deste modo, no grupo recuperava forças, refrescava ideias, conceitos, conhecimentos; era mais fácil.

O que é verdadeiramente importante é que não me sentia mais sozinho...

Enquanto isso, minha perda de peso continuava ininterrupta, apesar de ainda faltar bastante para alcançar a meta.

Tive minhas dúvidas... Novamente, meu gordo interior começou a fechar a porta da minha credibilidade, do meu potencial, da minha vontade, da relação com os colegas do grupo.

Estava menos gordo, já havia recuperado um pouco de agilidade e mobilidade. Certo dia, decidi não duvidar mais e impus a mim mesmo um grande e decisivo não, para me incentivar a descobrir e experimentar sensações que para mim eram completamente desconhecidas ou havia esquecido, como dançar...

Um absoluto não ao excesso me possibilitou dizer sim a muitas impressões, emoções, atividades que se apresentaram como um grande leque aberto, que aos poucos me aproximavam da vida.

Defino essa experiência como uma aprendizagem muito significativa: disse não ao gordo interior que vivia dentro de um funil escuro e solitário.

Aplicar um freio, paradoxalmente, ajudou a me sentir livre, a continuar com o emagrecimento e desfrutar os quilos perdidos.

Ricardo lembrava de cada passo, cada movimento que havia dado no tratamento inicial de sua perda de peso. Inclusive, lembrava com precisão de tudo que devia evitar ou devia fazer para se proteger.

Pela maneira de se expressar, supus que o processo para emagrecer havia sido um dos acontecimentos mais importantes da sua vida; talvez o de maior relevância.

Ricardo avança na sua história:

– À medida que me aproximava cada vez mais do meu peso ideal, novamente comecei a ter dúvidas e medos.

A ideia de comer me assaltava à noite. Também sentia que pessoas conhecidas – seja do edifício onde morava, do bairro, do grupo terapêutico, pessoas amigas – fixavam seu olhar em mim.

Havia perdido o suficiente para que se notasse em meu corpo, era uma mudança visível e que chamava a atenção. A sensação de ser observado me incomodava.

Para piorar as coisas, apareceram muitas rugas no meu corpo e no meu rosto. Também tinha pesadelos nos quais comia exageradamente.

Questionava se estava realmente feliz, satisfeito com meu novo corpo que se formava aos poucos.

Sinceramente, estava supreso de uma maneira negativa, tinha grandes dúvidas sobre minha satisfação e aceitação quanto ao que ia aparecendo por baixo de tanta gordura eliminada.

Custei bastante tempo para reconhecer esse rosto enrugado e esse corpo diferente. Em última análise, meu estado era de grande confusão, embora faltasse muito pouco para que alcançasse meu objetivo.

As dúvidas de Ricardo na etapa final da sua perda de peso são frequentemente observadas em pessoas que permaneceram muito gordas por anos a fio.

Muitos questionamentos interferem no período final, do tipo: terei colocado energia demais para emagrecer, quando deveria ter me ocupado com outros problemas mais importantes? Valeu a pena a mudança? Meu corpo está ficando como eu imaginava?

Talvez esses questionamentos estejam relacionados com a insegurança gerada pela possibilidade de perder aquilo que foi conquistado. Existe medo de voltar a engordar.

Também pode acontecer de não acharem seu novo corpo tão harmônico quanto imaginavam, ou simplesmente de não gostarem dele.

Ou seja, o abismo que Ricardo sentia à medida que se aproximava do seu peso ideal muitas vezes é denominado o abismo de voltar a comer em excesso. Inclusive, ele podia sentir que este último passo que precisava dar era o mais difícil de todos.

Em relação a essa etapa, ele recorda:

– Nessa hora tão confusa, me obriguei a ficar muito atento.

"Às vezes, por não se ter coragem de perder um pouco mais de peso para atingir a meta, perde-se tudo o que foi conquistado", me disse com muita clareza um terapeuta. As palavras dele me fizeram pensar e repensar.

Ricardo faz uma breve pausa. Percebi que a continuação manifestaria seu ponto de inflexão, o momento "de virada" decisivo, talvez aquele que determinaria o sucesso ou o fracasso do tratamento. Seu futuro dependeria da maneira como era capaz de orientar e controlar seu comportamento.

– Há 35 anos consegui ganhar progressivamente 130 quilos – o que é uma brutalidade quase irracional. Convivi com esse peso em excesso durante décadas – o que é ainda mais irracional.

Então, em certo momento, compreendi que, durante o resto da minha vida, por mais que eu conseguisse estar magro, e não "menos gordo", da mesma forma meu comportamento em direção ao excesso e ao descontrole ia se manter oculto.

Por isso, nesse instante crucial, assumi que meu tratamento deveria ser para sempre; me rendi. Contudo, seria a rendição mais inteligente; senti um alívio muito grande.

Estou convencido de que se estou até hoje com o peso ideal que alcancei há 13 anos e meio, isso se deve inteiramente à decisão de entrega: uma entrega absoluta ao tratamento. Tratamento que ainda realizo e continuarei realizando.

É preciso ser valente para se entregar, é necessário se conhecer, assumir, aceitar a fraqueza e não fazer vista grossa.

Então, após ter aceitado minha fraqueza, naquele período final de perda de peso, toda minha confusão mental se diluiu. Dei o meu máximo. Assim, depois de um mês e meio, alcancei a meta.

A partir desse momento, os acontecimentos que se sucederam, as descobertas, as coisas que me surpreendiam dia após dia, são difíceis de transmitir com palavras. Foi, é e será uma vivência surpreendente. Para mim, impensável e até ridícula 15 anos atrás.

Para finalizar meu relato sobre o que durou 18 meses (minha perda de peso), quero pronunciar três frases que foram expressas em um grupo; eu as assimilei firmemente, elas estão sempre presentes na minha consciência.

Talvez sejam a síntese daquilo que de mais valioso compreendi quando transitava por aquele processo tão profundo.

As frases são as seguintes: "Respeitando os limites, posso conhecer a autêntica liberdade", "Conhecendo minhas fraquezas, posso me tornar mais forte", "Tendo compreendido isso, o que não posso alcançar?".

Eu tive coragem de aceitar minhas limitações e respeitar os limites, conhecer com profundidade minhas fraquezas.

Então obedeci tudo que me indicaram, encontrei um grupo de pessoas com problemas semelhantes.

Assim, alcançou-se o impensável: que um hiperobeso de 220 quilos emagrecesse 130 quilos em um ano e meio, e se mantivesse há mais de treze anos com 90 quilos; ou seja, no seu peso ideal; recorrendo a um tratamento que se vale de ferramentas e atividades naturais, sem precisar da comprimidos ou cirurgias.

Depois de permanecer algum tempo em silêncio tentando conter sua emoção, Ricardo chora. Mas chora de felicidade. Provavelmente, sua mente não dava crédito à conquista que até hoje mantém.

Por outro lado, muitos "especialistas" no assunto não teriam notado a poderosa capacidade nem o incrível potencial que Ricardo escondia.

Contudo, ele não é um caso isolado, não é "um em um milhão". Todos nós possuímos as mesmas potencialidades latentes que existem em Ricardo.

Só é preciso despertar e ativar aquilo que está latente, inibido, condicionado por crenças errôneas.

Ele conseguiu isso dentro de um contexto preparado para tal fim, que facilitou e concretizou a realização de sua conquista, do seu desejo de se reencontrar com a vida.

Em relação aos dias subsequentes, depois de ter emagrecido, Ricardo se transformou em um referencial e modelo para os obesos que acreditam que não conseguem emagrecer. Na Clínica, estava na mira de muitos: dos pacientes desanimados, daqueles que o admiravam.

Também o haviam notado os profissionais que Ricardo havia consultado anteriormente, que haviam aplicado com ele outros métodos, sem conseguir sucesso: ensinou-lhes com sua mera presença que todas as pessoas, com qualquer grau de gordura, podem emagrecer sem recorrer a comprimidos, aparelhos estranhos, ervas, internações de meses, dietas bizarras, cirurgias desnecessárias e arriscadas.

Ricardo era simplesmente um caso difícil que buscou o tratamento adequado. Daí, a eficácia do método e a predisposição e crença no sistema constituem a interação básica que atinge resultados positivos.

Por isso, antes de mais nada, deve-se indagar, pesquisar, avaliar a eficácia e os resultados deste ou daquele método. Uma vez resolvido esse ponto, é necessário agir com decisão e determinação.

Pois bem, emagrecer pode acabar sendo formativo (forma ideias novas), construtivo (constrói a magreza) e dinâmico (mobiliza o corpo). De qualquer forma, manter-se no peso ideal o maior tempo possível, talvez pela vida toda, é o ponto fundamental.

Porque, de que adiantaria a Ricardo alcançar a magreza, se depois não conseguisse mantê-la e engordasse tudo de novo?

Não serviria para nada. Só para criar mais decepção e confusão.

Vamos deixar Ricardo comentar aquilo que implementou para sustentar sua conquista por tantos anos:

– Uma vez no peso ideal, julguei que tudo havia acabado. Estava tão feliz que achei que poderia manter meu peso por pura inércia, só lembrando o método de uma forma geral, sua ferramentas, alguns conceitos.

Apesar de os profissionais terem me sugerido não me desligar da Clínica completamente, mesmo assim tentei. Era um teste pessoal.

Lembro que, no princípio, era como estar em duas calçadas opostas: por um lado, tinha medo de engordar de novo; por outro, me senti onipotente, achava que podia tudo... A onipotência prevaleceu...

Na realidade, eu não devia estar em nenhuma dessas duas calçadas, mas continuar andando pelo caminho do meio.

Já tinham me apontado o meu grande erro...

Mas, apesar de todos os avisos e advertências, minha prioridade foi me dedicar completamente a descobrir e experimentar sensações, como jogar futebol, tênis, sair para correr, dançar tango, caminhar ao longo do rio, fazer amor...

Nesse momento voltei a agir compulsivamente, porém em outro cenário. A prioridade passou a ser a distração, o divertimento, a euforia, desfrutar de minha agilidade.

Enquanto isso, tinha esquecido de me pesar todas as manhãs, mas estava tranquilo, pois a comida ainda não chamava a minha atenção; me sentia fantástico.

Certo dia disse a mim mesmo: "Hoje vou fazer um churrasco... não vai acontecer nada". Para ser sincero, comi vorazmente.

No dia seguinte me senti muito mal, carregado, desapontado, com dor de barriga, de cabeça. Então me pesei. Para minha desolação, a balança marcou 96 quilos. Havia engordado 6 quilos em dez dias! Não podia atribuir todos esses quilos apenas ao churrasco.

Evidentemente, durante esses dez dias eu vinha comendo quantidades maiores, sem perceber. Havia me desconectado demais do meu peso, da medida.

Durante a noite, enquanto tentava dormir, uma torrente interminável de perguntas inundou minha consciência. Questionava-me: estou certo de ter chegado à meta, ao fim do caminho? Não será o começo de outro, ou a continuação do caminho antigo, o mesmo que me fez emagrecer? Que desgraça! Apenas dez dias de distração significaram 6 quilos a mais?

Da euforia que sentia no dia anterior, passei a me sentir muito triste, culpado. Devia me reorganizar com urgência, porque a próxima coisa que ia acontecer não seria outro tropeço, mas uma queda livre…

Todos os alarmes de Ricardo dispararam ao mesmo tempo: dores, questionamentos, raiva, culpa, consciência do erro, necessidade de reparação.

Contudo, em outros casos, os alarmes tocam, mas a pessoa é incapaz de escutá-los. De modo que a capacidade de perceber os alarmes depende de vários fatores.

Em primeiro lugar, diante da irrupção de novos exageros, a reação de alguém que alcançou a magreza está intimamente ligada ao grau de compromisso que teve durante seu tratamento de redução de peso.

Só irá escutar os alarmes de maneira estrondosa e imediata aquele que durante o processo de perda de peso tiver assumido e controlado seu comportamento exagerado, tiver se apropriado profundamente dos conceitos, além de ter aplicado com eficácia todas as ferramentas.

No entanto, quem só tiver se preocupado em emagrecer, e não tiver incorporado ou aplicado todos os componentes do sistema – apenas parcialmente – alcançará uma magreza frágil, precária, instável; que logo será facilmente quebrantável.

Consegue um tipo de magreza equivalente à forma como realizou o tratamento: fragilmente, sem dedicar todas as forças; parcialmente, porque aplicou só parte do programa. Diante de um exagero imprevisto, provavelmente não vai escutar nenhum alarme e vai voltar a comer mal e em maior quantidade.

Então, seria válido perguntar: por que alguém poderia pensar em realizar o tratamento sob medida para si, que é uma medida bastante incerta? Muitas vezes isso se deve ao fato de a sua transgressão e rebeldia serem tão fortes que manipulam o método, adaptando-o à sua própria desordem, "acomodando-o" ao seu gosto. Apesar de saber tudo o que deve fazer, trapaceia.

Por exemplo, alguns desses casos "rebeldes" emagrecem sem realizar atividade física. No entanto, outros conseguem perder peso só com a atividade física, fazendo a dieta do jeito que podem. Também existem aqueles que atingem seu peso sem comparecer aos grupos, sem terapia psicológica, nem sequer vindo às consultas médicas.

Até conseguem emagrecer, porém demoram muito mais e fazem três vezes mais esforço. No entanto, a grande maioria dos "rebeldes" abandona o tratamento: obtêm resultados que os decepcionam, se desgastam.

Por exemplo, conseguem emagrecer 15 quilos em seis meses, tendo que perder 40, ao passo que, se fizessem as coisas direito, no mesmo período de tempo poderiam ter emagrecido os 40 quilos que precisavam e já estariam no seu peso ideal.

Por outro lado, aqueles que implementaram e compreenderam profundamente o método de perda de peso na sua totalidade, emagrecem muito mais depressa, sem sacrifício, sem esforço. Sobretudo, muitos mantêm seu peso ideal durante anos porque se abstêm de todo excesso, e continuam com o tratamento de manutenção.

Também é preciso destacar que muitas pessoas, junto com o emagrecimento, realizam uma mudança pessoal tão gritante que permanecem no peso mesmo sem comparecer aos grupos de manutenção, e nem ter contato com a Clínica.

Para eles a odisseia do gordo virou passado de uma vez por todas. Alcançaram seu desejo e se apropriaram do corpo e do comportamento adequado para cuidar dele. Essas pessoas internalizaram o projeto, o tomaram para si e se mantêm no seu peso a longo prazo.

Pois bem, a estrutura que sustenta a magreza no tempo consiste em manter um equilíbrio entre forças, um equilíbrio entre nutrientes, entre comportamentos.

Em última instância, se conseguir agir com suficiente controle, com o equilíbrio adequado, aplicando a medida, os conceitos e as ferramentas do método com constância e consciência, o paciente estará longe de exagerar. Dessa forma, existirão mais possibilidades para que sua magreza perdure.

No que tange a Ricardo, pela sua forma de reagir diante do abismo de se encontrar novamente descontrolado, parecia estar disposto a retomar o caminho; a não se sentar placidamente na calçada da euforia, da onipotência.

Continua dizendo:

– Depois daquele exagero repentino, me assustei. Então retomei a dieta. Precisava perder esses 6 quilos. Devia isso a mim mesmo, não estava disposto a jogar no lixo um ano e meio de concentração, dedicação, presença e constância.

Então lembrei da minha situação anterior, quando não podia perder os últimos quilos que faltavam para chegar ao peso ideal. Tinha um comportamento muito incerto, um comportamento bastante parecido com este primeiro exagero. Só que naquele momento reuni forças e atingi a meta.

Também lembro que naquele tempo de dúvidas, durante minha perda de peso, havia assumido que o tratamento seria para a vida toda.

Porque tinha chegado à conclusão de que, apesar de nesse momento estar muito perto de concretizar minha magreza, compreendi que meu comportamento inclinado ao excesso, em direção ao descontrole, ia se manter oculto para o resto da vida, à espreita de uma distração, um impulso inconsciente.

Então decidi me entregar por completo ao tratamento, e as dúvidas e os medos de alcançar meu peso se dissiparam, fazendo com que eu chegasse à meta.

Quando irrompeu esse novo exagero, apenas dez dias depois de ter atingido meu peso ideal, uma vez mais me obriguei a entregar-me ao tratamento. Comprovei que um gordo, por mais que tenha emagrecido, de alguma maneira continua sendo gordo.

Mais uma vez deveria aceitar minha fraqueza, tinha que ter coragem novamente de me entregar. Muni-me de muita coragem, proporcional ao medo e à culpa que sentia.

Foi assim que entrei nos grupos de manutenção. Ali me ensinaram a reconhecer que este novo estado de magreza é para todo o sempre, já que para poder mantê-lo é necessário não se isolar, estar em contato, refrescar conceitos e ferramentas e não deixar a onipotência tomar conta de nós.

Se as coisas começarem a ir mal, devemos sempre ter coragem de pedir ajuda.

Além disso, me explicaram a estratégia para sustentar e cuidar das conquistas alcançadas. Consistia em continuar com o exercício físico, frequentar os grupos, porém mais espaçadamente; pois dessa forma treinava o controle interno.

Recomendaram-me ir aos grupos de fim de semana, porque podia observar o caminho daqueles que acabaram de começar e dos que estão em pleno processo de perda de peso, o que me permitiria aumentar minha firmeza e energia.

Por outro lado, no grupo foi traçado um paralelo entre a manutenção da magreza e a manutenção de outros estados.

Por exemplo, a manutenção do peso foi igualada à manutenção do humor, da paciência, da capacidade de desfrutar, à tolerância, pertinência, estabilidade, atenção, ao controle diário do peso.

Fiquei sabendo que devia me impor um grande e único NÃO, não só perante o exagero com a comida, mas também perante outros tipos de novos excessos: minha euforia, a busca compulsiva por desfrutar de meu corpo magro, o sexo desenfreado.

Então pude dizer um sim moderado, para me permitir ficar feliz, porém não eufórico, desfrutar do meu corpo sem me desconectar do meu peso, fazer sexo como uma pessoa normal, dançar durante uma hora, não cinco, jogar uma partida de tênis, não três.

Continuar indo aos grupos de manutenção fez com que até hoje me mantenha no meu peso e tenha uma vida muito mais coerente, sem sobressaltos, sem impulsos.

Atenção! Isso não significa um sacrifício, nem alguma coisa que eu precisei obedecer trincando os dentes. Pelo contrário, descobri que viver com mesura não é ser medíocre; é viver com inteligência e segurança. Agora dou conta de mim e o mais importante: estou tranquilo, tenho paz e alegria.

O método integral de emagrecimento indicado se caracteriza por possuir estatísticas e resultados muito diferentes de outros procedimentos.

Pelo que se observou até hoje, o sistema alcança uma média de 6 a 7% mensal de emagrecimento, sustentado para hiperobesidades ou grandes obesidades, ao final de mais de um ano. Aumenta a adesão ao tratamento de uma forma notável e o paciente consegue manter seu peso ideal a longo prazo.

O sistema possibilita que a pessoa hiperobesa emagreça, porque ela vê resultados quase imediatos, melhora o humor, não fica ansiosa, não sente uma fome desmedida nem sofre de abstinência. Assim, muitas pessoas podem conseguir emagrecer e manter o peso ideal a longo prazo com uma probabilidade maior do que aplicando outro método.

Então, caberia indagar: por que o tratamento possui resultados tão positivos? Basicamente, porque propõe uma vida melhor, com outra medida alimentar; focaliza em entender e modificar os vínculos e os comportamentos prejudiciais. Principalmente, põe em prática uma filosofia de vida melhor para a pessoa. Compreende-se essa questão ao se experimentar o método, e não através da explicação teórica.

Além disso, ele se distingue pela concepção do ser humano como uma unidade integral: trabalha simultaneamente os aspectos clínico, físico, nutricional, relacional, comportamental, emocional, psicológico, social, familiar e filosófico.

A dieta é concebida como um plano pessoal e grupal de observação terapêutica, com o intuito de despertar o potencial de mudança do paciente.

O método não glorifica o emagrecimento, mas motiva a pessoa a girar e redirecionar suas faculdades latentes. Pode conseguir fazer com que a pessoa perceba uma perspectiva imprevista para si mesma, não pensada; contudo, paradoxalmente, boa. Dessa forma, não lhe acontecerá mais tudo aquilo que vinha lhe acontecendo de maneira crônica, sem seu domínio.

Ou seja, o que é nosso, nossas falhas, não devem ser adversários, nem rivais. Mudando o seu rumo, podem se transformar em fiéis aliados.

Se você compreendeu profundamente em que consiste o tratamento e vislumbrou todos os pontos que são trabalhados simultaneamente, também compreenderá a categórica mensagem de Ricardo: "É preciso acreditar em si mesmo, também buscar e encontrar um método sério, elaborado, avaliar sua eficácia e comprovar seus resultados positivos e permanentes para poder também acreditar nele".

Por isso, a interação entre a eficácia do método e a boa predisposição e crença na efetividade do sistema por parte do paciente constroem a base de um enorme poder para alcançar mudanças que pareciam impossíveis de realizar.

A história de Ricardo comprova isso.

6

O EXTRAVIO

Gustavo perde o freio
à distância

Gustavo mora com sua esposa e seus dois filhos a 500 quilômetros de Buenos Aires. Sua vida tranquila transcorre na sua casa de campo, entre amanheceres, entardeceres, a companhia da sua família e o trabalho ao ar livre.

Contudo, já há algum tempo um comportamento repetitivo está escapando das suas mãos: come com paixão churrascos quase todos os dias, aceita feliz qualquer tipo de massa, adora os frios, além do vinho tinto, que está ao seu lado a cada refeição.

Consequentemente, após dez anos mantendo esse comportamento alimentar excessivo, hoje em dia pesa 120 quilos.

Diferentemente do que se poderia pensar, Gustavo goza de uma agilidade física invejável.

Não pode ser enquadrado como o clássico gordo sedentário: ocupa-se de cuidar dos terrenos plantados, brinca energicamente com seus filhos, pratica longas caminhadas com sua mulher, monta a cavalo grande parte do dia; cuida de suas vacas, seus cães, dos animais do sítio…

Talvez seus 30 anos de idade e o contato com a natureza lhe proporcionem o vigor necessário para se manter tão ativo.

Gustavo é um gordo feliz, não sente desconforto pela sua gordura, nem tem problemas físicos relacionados à obesidade. Não toma conhecimento dos seus quilos a mais e continua a comer e beber muito.

Contudo, em um dia de verão, seu bem-estar passou por uma mudança imprevista: o limite entre o seu excesso de peso e a sua saúde foi perigosamente ultrapassado.

Nesta história saberemos que ações e ferramentas Gustavo precisou implementar para poder superar a situação e, também, como pôde reconstruir sua vida emocional que, tal como ele fazia com seu corpo, descuidava sem perceber.

Vamos saber como conseguiu reverter essa situação, uma situação levada ao limite:

Transcorria um outono diferente em Buenos Aires, um outono mais frio. Lembro que era de tarde, uma terça-feira serena, na qual a atmosfera parecia desanimada. O relógio marcou a hora em que devia voltar ao meu trabalho.

Quando estava saindo de casa, surpreendentemente, percebi um ar convidativo, enérgico. Dirigi-me com prontidão e com muita motivação.

Ao entrar no Centro Terapêutico, vi na recepção um rapaz jovem com grande excesso de peso. Ele estava despenteado, se vestia com muito desalinho. Em todos os detalhes percebia-se um sórdido desleixo. Notei que mantinha um diálogo secreto e silencioso com uma das secretárias da recepção.

Quando passei ao seu lado, ele repentinamente se virou e me olhou sorridente, como se tivesse recebido a reconfortante ajuda de um amigo. Pergunta-me:

– O senhor é o diretor da Clínica? – um forte bafo de álcool acompanhava suas palavras.

– Sim. – respondo, um pouco coibido e nervoso.

– Por favor, eu poderia falar com o senhor só por alguns minutos? Minha situação é desesperadora...

– O que está acontecendo?

– Estou à beira... Preciso lhe contar.

– É paciente da Clínica?

– Não, não. Vim sem ter hora marcada, sem aviso prévio. Acabo de chegar de uma longa viagem.

– Tudo bem. Por favor, aguarde na sala de espera do primeiro andar. Logo o atendo.

– Obrigado.

Continuei meu caminho em direção ao consultório.

Após entrar, fechei a porta, me sentei e telefonei à recepcionista, que acabava de tratar com esse ser de aspecto estranho, que suplicava para falar comigo. Queria saber com antecedência o motivo que o havia trazido à Clínica.

– Olá, Liliana…
– Ah! Olá, doutor. Já imagino por que está me ligando…
– Sim, gostaria de saber o que o rapaz que acaba de chegar disse para você na recepção.
– Pediu-me para falar com o diretor, ou seja, com o senhor. Disse que se tratava de uma questão muito grave, de vida ou morte.
– De vida ou morte? – pergunto admirado.
– Foi isso que ele disse. Tinha um cheiro forte de álcool. Fiquei bastante assustada, porque todas as pessoas que estavam na entrada olhavam-no impressionadas; ele parecia não se importar com nada. Apesar de falar comigo em voz baixa, insistiu muito em saber onde estava o diretor, caso contrário, queria conversar com qualquer outro médico. Eu respondi que o senhor ainda não tinha voltado.

Por sorte, nessa hora o senhor chegou.
– Então… é "um assunto de vida ou morte".
– Sim, doutor.
– Está certo. Obrigado, Liliana.

Abro a porta do consultório e o convido a entrar. Com passos lentos, ele entra e nos sentamos. Parecia um excêntrico vagabundo.
– Qual é o seu nome? – trato-o sem formalidade devido à sua pouca idade e para criar confiança.
– Gustavo – responde com voz arrastada, típica de quem bebeu álcool, apesar de não parecer estar embriagado.
– Você bebeu? – queria testar se mentiria.
– Sim, bebo há anos.
– Conte-me o que está acontecendo com você, Gustavo.
– O que não está acontecendo…! Estou na corda bamba.

Há pouco tive um infarto, alguns dias atrás, um pré-infarto. Ainda por cima, briguei com Maria, minha esposa, ela não quer me ver nunca mais. Antes de desaparecer, deixou os dados desta Clínica, comentou comigo que vocês oferecem um tratamento à distância para emagrecer. Eu moro no interior, a 500 quilômetros de Buenos Aires... – diz aceleradamente, engolindo algumas letras.

– Qual é a sua idade?

– Trinta anos.

– Você sabe se seus problemas cardíacos estão relacionados ao seu excesso de peso?

– Segundo os médicos que me atenderam, sim. Já faz dez anos que venho comendo muito. Preciso de limites, emagrecer com urgência. O meu descontrole está me arrastando em direção ao fim dos confins.

– Calma... Agora conte-me que alimentos e bebidas costuma consumir.

– Como churrasco quase todos os dias, em geral carne de boi, porco, cabrito, frango. A única coisa que bebo é vinho tinto, do bom e bastante. Também como muito pão, massas, frios, biscoitos, doces. Não gosto muito de verduras nem de frutas, evito-as.

– Você se acha capaz de realizar o tratamento à distância?

– Não sei. Não sei bem em que consiste.

Estudo detidamente sua simples presença, seu corpo, seus gestos, sem prestar atenção às suas palavras. Então deduzo uma marca evidente e lhe sugiro:

– Sinceramente, acho que você não está em condições de permanecer isolado. Recomendaria que você ficasse pelo menos um mês em Buenos Aires para começar o tratamento o mais depressa possível. Isso implica você comparecer à Clínica todos os dias. Depois veremos sua evolução e se vai poder continuar com o tratamento à distância, e permanecer na sua casa, no interior.

Pensa por alguns segundos e afirma:

– Concordo. Trouxe dinheiro suficiente para pagar um hotel, comprar algumas roupas e arcar com o custo do tratamento. Quero começar agora mesmo.

– Hoje diria para você descansar, assim você ficará mais tranquilo. Volte amanhã cedo e explicarei como funciona o tratamento que deverá fazer. Não beba álcool, por favor.
– Prometo.
– Sempre existe uma solução, Gustavo – digo, tentando motivá-lo, porém sua expressão abatida dizia tudo.

No dia seguinte, enquanto falava com uma paciente na entrada do consultório, vejo Gustavo chegar bem cedo. Senta-se na sala de espera. Tinha tomado banho, finalmente tinha a aparência de alguém que tinha se arrumado com capricho.
Depois de um tempo, convido-o a entrar.

– Hoje vejo você melhor – digo sorrindo, enquanto nos sentamos.
– Sim, me sinto melhor, apesar de estar com muita dor de cabeça. Tive sorte de encontrar um hotel a apenas quatro quarteirões da Clínica. Finalmente tomei coragem para vir...
– Por que você não tinha coragem?
– Porque nunca tentei fazer dieta, sempre me senti bem. Porém o cardiologista me advertiu que preciso emagrecer de qualquer maneira.
Vim especialmente a esta Clínica, porque um parente da minha esposa fez o tratamento à distância e conseguiu perder muitos quilos em pouco tempo. Ela me sugeriu que viesse, me falou da eficácia do método.

– É um método eficaz, desde que a pessoa o siga...
Para começar, você daqui a pouco irá a um clínico geral, ele vai avaliar o seu estado geral e pedir alguns exames.
Quando tiver os resultados, um nutricionista vai explicar a dieta que você deverá seguir e receitar suplementos de vitaminas e minerais.
Depois a diretora da área de atividade física elaborará uma série de exercícios para você realizar, adaptados ao seu estado físico.
Também é fundamental que, a partir de hoje, você compareça diariamente aos grupos terapêuticos.
No caso de alguns pacientes, outra questão que o sistema aborda é a terapia individual. Considero, pela sua difícil situação, que é indispensável. Se você concordar, poderá fazer comigo.

Fazer a dieta, ir aos grupos, realizar a atividade física moderada e começar a terapia são ações conjuntas. Você não pode fazer uma e deixar as outras de lado.
– Nunca fiz terapia.
– É uma boa hora para começar...
Por outro lado, sugiro que você comece a ler os livros que apresentam o método detalhadamente, bem como o tratamento à distância.

Silêncio.

– Na verdade, não acho que possa fazer nada. Sinto-me abatido.

Sou totalmente cético, é minha maneira de ser – a ressaca que Gustavo ainda devia sentir não o impedia de expressar suas ideias com clareza.
– Então você se sente cético pela sua forma de ser... Como é a sua forma de ser?
– Sou uma catástrofe... Totalmente inconstante e oscilante em relação a qualquer coisa que me é proposta. Só sou constante com meu trabalho no campo.
– Ou seja, além de ser constante com seu trabalho, você também mantém uma constância na ingestão de comida em excesso. Ontem você citou que faz 10 anos que começou a comer muito... Você se lembra de quanto pesava?
– Tinha 20 anos... Era magro, acho que estava com 70 quilos.
– Por favor Gustavo, suba na balança que está atrás de você. Também vai indicar sua estatura.

A balança marca 122 quilos 550 gramas, altura de um metro e sessenta e cinco.

– Ou seja, aos 20 anos você se lembra que pesava 70 quilos. Conforme sua estatura daquela época, quase a mesma de agora, você estava perto do seu peso ideal. No entanto, hoje você tem excesso de peso de aproximadamente 57 quilos.
– Tudo isso?
– Sim. Além disso, como você já deve ter percebido, com o surgimento dos seus problemas cardiovasculares, você está correndo risco. Não tem opção, Gustavo. Tente. Só se deixe levar, ponha o seu problema em nossas mãos.

– Certo, vou tentar. Afinal das contas, foi para isso que eu vim, não?
– Aparentemente sim...

Fiz uma breve pausa para consultar minha agenda e lhe disse com veemência:

– Volte amanhã às três da tarde para começar a terapia.

Gustavo era um caso de abandono da sua própria pessoa, de risco. Precisava ser muito firme para que ele não desmoronasse completamente. No dia seguinte, já reunidos no consultório, inicio a sessão:

– Ontem o médico clínico atendeu você?
– Sim. Em dois dias receberei os resultados. – responde sem vontade.
– Você foi ao grupo da tarde?
– Também...
– O que você achou?
– Muito instrutivo... – afirma com certa ironia. – No grupo me identifiquei com alguns pacientes: aqueles que estão há algum tempo no grupo e não conseguem perder peso.
– No entanto você ainda nem tentou...
– Assim que tiver os resultados dos exames e for a nutricionista, começo a dieta. Só então vou ver o que vai acontecer.

Mudo de assunto:

– Diga-me, você pensa na sua mulher?
– Claro, penso nela o tempo todo.
– O que você pensa?
– Que sinto falta dela. Deveria tê-la ouvido desde o início. Se tivesse feito isso, ela agora estaria comigo, me estimulando.
– Você sente muito a ausência dela?
– Demais.
– Então por que você não reorienta a questão? A ausência passará a ser a comida ingerida em excesso, não ela...
– Por enquanto acho que as duas vão ficar ausentes.

–"As duas"… – repito. – Bem, Gustavo, comece a dieta. Assim, Maria vai estar cada vez mais presente.

– Acho que sim.

– Agora gostaria de saber de que maneira você engordou, se foi em um par de anos e depois você ficou nesse peso, ou se foi um aumento progressivo, durante esses últimos dez… Além disso, me diga se descobriu o motivo que levou você a ganhar tantos quilos.

– Vamos ver… Como eu comentei ontem, por volta dos 20 anos comecei a comer cada vez mais e a beber vinho diariamente, sem ter decidido fazê-lo, passou a ser uma coisa automática: quanto mais eu comia, mais fome sentia. A mesma coisa ocorria com o álcool.

Durante esses últimos 10 anos, meu ganho de peso foi gradativo, ano após ano, não percebia. Só notava que, de tempos em tempos, precisava comprar roupas mais largas, e que minha esposa reclamava, porque eu ocupava cada vez mais espaço na cama – sorri.

– Por outro lado, não encontro a razão que justifique tanto ganho de peso. Nada de ruim aconteceu, nenhuma catástrofe; pelo contrário, durante esses anos aconteceram muitas coisas boas: casei, tive filhos, minha situação econômica melhorou…

Contudo, apesar de poderem parecer palavras de uma pessoa que nega as coisas, esse grande excesso de peso não me preocupa. Estar gordo nunca me impediu de trabalhar, montar, brincar durante horas com meus filhos, caminhar por 5 quilômetros.

Inclusive, há alguns meses, quando me internaram por causa do pré-infarto, três dias depois voltei a comer como antes.

– Nesse momento os médicos recomendaram que você perdesse peso com urgência?

– Sim, mas eu não os ouvi. Quando minha esposa, Maria, viu que eu não reagia, ameaçou me abandonar. Deu-me um tapa, eu devolvi e ela acabou indo para a casa da irmã com nossos dois filhos.

Depois da briga, em uma semana ganhei 5 quilos. Aí tive o infarto de verdade, fiquei internado dois meses.

Depois fizemos as pazes, porém já não era a mesma coisa. Apesar de compartilharmos o mesmo teto, havia um silêncio constante, que se deslocava como um vento frio por cada canto da casa.

– Por que já não era a mesma coisa?
– Ela já não gostava de mim, não confiava mais em mim. Há apenas duas noites tivemos uma discussão feia, perdi o controle totalmente. A partir de então, não nos vimos mais.
– Conte-me sobre essa discussão recente que desencadeou a ruptura.
– É um pouco difícil para mim...
– Vá com calma... Talvez depois de contá-la você se sinta aliviado.

Depois de lembrar por alguns segundos, Gustavo esmiúça:

– Na noite em que discutimos, eu comecei dizendo para ela que achava que estava maluco. Ela me respondeu que mais do que maluco, achava que eu estava perdido, enclausurado em um labirinto que não tinha entrada nem saída.

Ela me humilhou, dizendo que me alimentava com lixo processado: quilos de frios, de farinha, carnes e gorduras de toda fauna... Dizia que eu já não era o Gustavo que ela havia conhecido.

Também me disse que achava que eu estava possuído por alguma coisa, que não tinha domínio nem vontade.

Disse que eu era incapaz de distinguir o joio do trigo. Disse que tinha começado a tratá-la como lixo em vez de valorizá-la.

Nesse momento pensei: "sou um desperdício", e invadiu-me um apetite voraz, apesar de ter acabado de jantar copiosamente.

Lembro que perguntei: "estou com fome ou angustiado?". Depois disse para mim mesmo: "Tanto faz... Vou comer alguma coisa". Fui direto para a cozinha.

Porém, lá estava Maria preparando um chá.

Abri a geladeira e peguei vários pedaços de frango que haviam sobrado do jantar. Comecei a comê-los com as mãos, num frenesi que até aquele momento eu nunca tinha tido, nem ela tinha visto.

Enquanto ela me olhava, gritei: "Descarrego em toda essa comida que carrego em mim! Entende o que acontece comigo?". Depois mandei ela ir embora.

Maria, de pijama, fugiu na camionete com as crianças para a casa da sua irmã.

Quando ela foi embora, continuei com a minha descarga. Gritava, me jogava no chão, me levantava, bradava palavrões. Comia, bebia. Andava em círculos pela casa toda, atropelando os móveis.

Andava de forma acelerada, sem rumo, jogava no chão com violência abajures, cinzeiros, porta-retratos, quadros, prateleiras cheias de livros...

Senti que estava enclausurado no mesmo labirinto que pouco antes Maria tinha citado: sem entrada, sem saída. Odiei-a ainda mais.

Estava em uma armadilha, aprisionado.

– E o que aconteceu depois?

– Depois de dar várias voltas quebrando tudo que encontrava no meu caminho, perdi a consciência de tão embriagado que estava. Amanheci no chão da sala de estar, olhei o relógio, marcava oito e meia da manhã.

Minha mente estava um caos, da mesma forma que meu corpo. Não conseguia ficar de pé. Após várias tentativas e com a ajuda de uma cadeira que quase quebrei, consegui me levantar.

Quando vi o pandemônio que tinha feito na casa, cobri meu rosto com as mãos trêmulas, fiquei horrorizado. Comecei a chorar.

– Você chorou muito?

– Não, muito não consegui. Minha dor de cabeça era muito forte. Continuei bebendo para aplacar a ressaca insuportável que estourava minha cabeça. Também para expulsar de minha memória toda a destruição.

Quando me senti um pouco melhor, fui para o quarto, peguei da minha mesinha de cabeceira o papel com os dados do centro terapêutico que Maria havia deixado.

Depois bebi mais vinho para ganhar coragem e poder chegar a Buenos Aires.

Precisava pegar um ônibus, pois a camionete não estava mais lá... Peguei dinheiro, andei, cambaleando, 3 quilômetros até a estrada e esperei.

Depois de meia hora, vislumbrei no horizonte uma silueta mínima, que parecia ser a de um ônibus. Por sorte era. Subi do jeito que pude e dormi ao longo das sete horas de viagem até Buenos Aires.

Quando cheguei, o motorista me acordou com uma bela sacudida, me assustei, não sabia onde estava.

Levei algum tempo para desanuviar e reconhecer o lugar. Meu cérebro começou a funcionar lentamente e tomei um táxi até a Clínica. Ainda continuava um pouco embriagado.

Depois de uma pausa, conclui:

– Foi assim minha discussão com Maria, foi assim que cheguei aqui.

Fico em silêncio para fazer uma separação entre ele e sua fala. Entre o passado e o presente. Logo depois, pergunto:

– Diga-me, Gustavo, que expectativas você tem de emagrecer de verdade?
– Nenhuma. Mas é a minha aposta. Se não tentar, é provável que meu coração não vá resistir por muito tempo.
– É comum pessoas com uma obesidade como a sua chegarem à Clínica abatidas, sem esperança. O desafio inicial é romper com o ceticismo, com o "nunca vou conseguir".

Faço intencionalmente um novo silêncio. Depois, com a intenção de gerar um contraste com seu presente, o levo ao passado:

– Mudando de assunto, como você se sentia aos 20 anos, estando magro? Igual, pior, ou melhor do que agora?
– Sentia-me melhor, mais leve. Também pensava melhor... de outra maneira.
– Pensava melhor... Como é "melhor"?
– Pensava menos... Falava e fazia mais. Agia com maior liberdade, os pensamentos não me confundiam como agora.
Talvez por ser mais jovem, tinha mais espontaneidade, era aberto, tinha mais vigor físico; decisões e escolhas sólidas. Nada me prendia, sabia bem o que queria...
Nesse tempo conheci Maria. Apaixonamo-nos, depois nos casamos e fomos morar no interior.
– E agora, como é a sua forma de pensar e de agir?
– Ufa! Bem diferente. Penso demais, divago muito, faço menos do que antes... Apesar de fazer alguma coisinha.
Com o tempo fui me fechando dentro de mim mesmo, sou mais introvertido, não falo quase nada. Também tenho dificuldade para me organizar. Às vezes reajo com muita violência, não aceito nenhum não.

– Como você explicaria essa mudança na sua maneira de ser, de pensar, de se comportar?

Permanece calado. Acho que não encontrava nenhuma resposta.

– Não sei. Não tenho a menor ideia do que me influenciou.
– Atualmente você se sente preso a alguma coisa?
– Naturalmente: tenho os pés e as mãos presos à Maria, à comida, aos meus filhos, à fazenda, ao vinho. Apesar de quase nunca chegar a ficar embriagado, bebo muito. Não consigo parar.
De alguma maneira, pensando nisso agora, percebo que muitas vezes me sinto prisioneiro dos meus gostos. Já outras vezes me dá muito prazer comer e beber em excesso.
– Como você disse antes, você parece não ter se importado por ter engordado tanto. Será que comer em excesso é o seu verdadeiro desejo?
– Não ligo, porque acho que me acostumei a viver assim. Foi como um novo estilo de vida que se instalou aos poucos. Também não liguei para os ataques de coração para decidir emagrecer.
Acho que cheguei ao fundo do poço quando Maria me abandonou há dois dias.
– Ou seja, o seu plano fundamental é recuperar a sua mulher, e não emagrecer. Perder peso aparentemente está em um segundo plano... É a ponte que pode levar você a ela; caso não emagrecer, essa ponte vai se transformar em uma parede que os separa.

Gustavo fica pensando. Depois confessa:

– Você tem razão. Antes de mais nada, ela é a minha esposa. Porém, para recuperá-la, preciso emagrecer; e também, mudar minha mentalidade.
– Mudar sua mentalidade?
– Sim, ela me disse que não só precisava emagrecer com urgência, mas que, além disso, tinha que cuidar da minha cabeça. Não acha que o meu problema seja a comida, nem a bebida, ela as considera consequências de um problema mental.
– Você deve ficar atento a uma questão importante: existe uma íntima relação entre os alimentos que você costuma comer – que ontem você citou – e

a influência que exercem sobre a sua forma de pensar, seu estado de ânimo, seus comportamentos, relações e reações.

O álcool, também. Essas substâncias têm o poder de modificar poderosamente a química cerebral.

Além disso, se você vem consumindo esses alimentos em grandes quantidades e com muita frequência, é bem provável que com o passar do tempo ocorra uma mudança notável; tanto no seu corpo como no seu comportamento.

As massas, os frios, os doces e o vinho não só engordam quando ingeridos em excesso, como a longo prazo também alteram nossa consciência.

– Então ela tinha razão... – afirma Gustavo encolhendo os olhos.

– Que razão?

– Na nossa última discussão, Maria, em um determinado momento, perguntou-me: "Você acha que sua loucura faz você comer assim, ou as quantidades enormes que você come são as que enlouqueceram você?"

– É quase impossível os alimentos enlouquecerem você. Mas podem tornar você uma pessoa compulsiva, ansiosa, desatenta, solitária.

Às vezes, produzem pensamentos obsessivos, estados de humor oscilantes, pouca tolerância perante a imposição de limites, reações violentas. Além disso, geram desordem em muitas áreas da vida.

Por isso, quando antes perguntei como era atualmente sua forma de pensar e que coisas você notava que tinham se modificado, você respondeu que pensa demais, é mais introvertido do que antes, tem dificuldade para se organizar.

Você também disse que, em certas situações, reage com violência; não aceita ouvir um não.

– É verdade.

– Agora, é quase impossível você abandonar sem ajuda os alimentos que come, pois são extremamente viciantes. Eles exigem cada vez mais de você, provocam você, transformam você em outra pessoa.

Muito provavelmente, por esse motivo você nunca pensou em emagrecer.

– Então vou ser incapaz de fazer o tratamento à distância...

– Por isso aconselhei no começo você fazer um "estágio" no Centro Terapêutico, durante um mês corrido. Depois veremos como você continua. Você está preso nos alimentos mais viciantes.

Bem, Gustavo, continuaremos conversando depois de amanhã, à mesma hora.

Pois bem, aparentemente, o único motivo que mobilizava Gustavo para emagrecer era se reconciliar com sua esposa. Contudo, até que ponto esse desejo predominaria sobre sua compulsão de comer e beber em excesso não estava claro.

Precisava lembrá-lo o máximo possível a presença da sua mulher. Talvez bastasse citá-la uma ou outra vez para conseguir fazer com que a comida ingerida em excesso, e não ela, passasse a ser a grande ausente. Precisava me valer desse recurso a maior quantidade de vezes possível.

Na sessão seguinte, notei em Gustavo uma expressão de luto.

Imaginei que estava se despedindo da comida de que tanto gostava.

– O que houve com você? Por que está tão sério?
– Comecei a dieta. Detestei a comida e a quantidade que vocês "sugerem" é uma miséria. Sinto um vazio no corpo e no amor.
– "Vazio"... Não estará se referindo ao corte de carne, não? – digo-lhe com um sorriso.

Seu rosto expressou confusão, franziu a testa.

Minha ideia era unir a grande separação que há dentro dele entre o amor e o vazio, entre o excesso e a miséria. Conseguir fazer com que ele conceba algo intermediário, um equilíbrio entre os opostos. Um equilíbrio que tinha perdido.

Parecia não conseguir responder minha pergunta. Pouco depois, diz:

– Não. Ou talvez sim – duvida e ri, com nervosismo.
– Teve notícias da Maria?
– Não, por enquanto. Morro de vontade de ligar para ela.
– Por que não faz isso?
– Não saberia o que dizer.
– O que você acha que ela gostaria de escutar?

Gustavo abaixa o olhar. Pensa.

— Não sei. Acho que deveria esperar algum tempo – diz em tom sério.
— Para quê?
— Para voltar a ser quem era antes.
— Como você poderia voltar a ser o que era antes?
— Mudando minha mentalidade, emagrecendo. Só então eu teria coragem de ligar para ela.
— Você já começou o método. Daqui a poucos dias você vai começar a identificar algumas mudanças sutis, no seu corpo, na sua forma de pensar... Também vão aproximar você de recuperar sua mulher...
Paremos por aqui – decido finalizar abruptamente para que a expressão dita por mim, "sua mulher", consciente ou inconscientemente continue ecoando na sua cabeça.

Trazer à terapia a presença da Maria parecia surtir efeito. Deveria insistir nessa questão. Por enquanto, sua necessidade de recuperá-la era o maior estímulo para emagrecer.
Não devia esquecer que Gustavo há pouco tempo havia sofrido dois problemas cardíacos muito graves. Era urgente que ele começasse a emagrecer, porque corria um grande risco de vida.
Pois bem, começava o fim de semana. Ele iria para o interior e eu não veria Gustavo por dois dias. Se respeitasse a dieta, nesse tempo, sua química cerebral se equilibraria e seu apetite voraz minguaria.

Na segunda-feira, o vejo com bom semblante. No consultório exclama:

— Estou extremamente surpreso por não estar com fome! Era verdade o que falavam no grupo.
— Claro que é verdade.
— Além disso, sinto uma tranquilidade incomum.
— Faz parte de você não ter fome, você está mais relaxado.
— No sábado fui a Palermo. Dei três voltas em torno do lago.
— Excelente! Por favor, agora se pese; para ver se perdeu peso.

Gustavo se pesa. A balança marca 119 quilos exatos.

– Perdeu 3 quilos em 4 dias! – exclamo com entusiasmo para animá-lo.
– É o que parece. Que bom! Pelo visto o método dá resultado. Quanto falta para chegar ao meu peso ideal?
– Vejamos... Se você fizer tudo e não se desviar do caminho, mais ou menos seis, sete meses. Depende de você.
– Na realidade não é tanto tempo...
– O tempo passa mais depressa do que você imagina. Ainda por cima, você vai curtir o processo porque, estando sem fome, não fará esforço para emagrecer, não sofrerá uma ausência.
-- Sim, o método é mais eficaz do que pensava.
– Agora, me diga, você tem notícias da Maria?
– Não. Estou concentrado só em emagrecer. Deixei de pesar tanto nela... Desculpe, quis dizer que deixei de *pensar* tão intensamente nela.

A irrupção de seu inconsciente, trocando a palavra pesar por pensar, marcava um deslizamento legítimo das suas prioridades. Aparentemente, o "pesar tanto" se impunha diante do "pensar tão intensamente" em sua mulher. Era o seu sinal positivo.
Enfatizo a questão:

– "Deixei de pesar tanto nela", "Deixei de pensar tão intensamente nela"... Diga-me, na realidade, quem é ela"? A comida ou Maria?

Gustavo hesita, confuso.

– Acho que são as duas. Deixei de pensar na comida e também na Maria. Não é que tenha deixado de pensar, mas penso muito menos do que antes, estão mais ausentes...
– Por que você acredita que nenhuma das duas ocupa tanto seu pensamento?
– Hum... Na verdade, não sei.
– Talvez a sua mente esteja se reorganizando, equilibrando, reencontrando. Você rompeu com uma enorme quantidade de tóxicos que vinha ingerindo. Seus pensamentos estão mais limpos, mais leves, já não te confundem, perderam força e poder sobre você.

– É estranho...
– Porém, positivo. Não acha?
– Chama-me a atenção o fato de eu também não estar pulando de euforia.
– É bom que você não esteja assim. Aparentemente a moderação está contagiando seu corpo, seus pensamentos, seus comportamentos.
– Não sinto falta da presença de Maria. Sinto-me um pouco insensível, frio.
– Talvez antes você fosse uma chama sem controle, que queimava você e os outros...
– É verdade. Machucava a ela e a mim.
– Por que você acha que já não pensa tanto? Ou não pesa tanto? O resto vai acabar se ausentando e talvez se apresente algum vestígio do antigo e esbelto Gustavo?

Reflete. Após um curto silêncio, acrescento:

– Hum... Escute suas palavras: "Presença. Ausência. Pesar. Pensar. Maria. A comida. Tranquilidade".
– Que cadeia! – exclama Gustavo.
– Que condenação! – retruco. – Dá a impressão de que você está distinguindo os elos da cadeia que mantinham você condenado...
– Sim, comecei a vê-los. Antes estavam todos misturados, ligados uns aos outros.
– Trata-se disso. Não fique desconcertado, a ideia é você distingui-los, conferindo-lhes uma ordem, um controle. Talvez as coisas comecem a passar, não a transpassar.
Qual você acha que é o novo elo da cadeia, aquele que pode frear sua condenação?

Gustavo se concentra. Pouco depois, diz:

– O novo elo... A novidade que sinto é a tranquilidade. Agora percebo a hiper-mega-quilo-confusão em que estava.
– Quilo.... Hiper-mega-quilo-confusão

Ri. Pergunto:

– No que você está pensando?
– Na mudança, no deslizamento da minha maneira de pensar.
– "...mento". Você sente que mente, que teve algum "deslize..." que levou você a enganar a si mesmo?
– Quantos jogos de palavras! Acho que sim. Foram muitos anos mentindo para mim, ao ponto de não perceber meus quilos a mais.
– Não se culpe. É a pior coisa que você pode fazer neste momento.

Pense que o que aconteceu com você foi uma situação semelhante à de um fumante que não consegue largar o cigarro, inclusive depois de ter passado por uma cirurgia de câncer de pulmão...

Concentre-se nesse deslizamento em direção à sua verdade, sua realidade.

Pois bem, um ponto fundamental no início do tratamento é o paciente perceber fortes mudanças internas – mais do que externas – já nos primeiros dias da dieta.

Começa a se afastar do excesso e de tudo aquilo que estava atrelado a esse excesso: seu apetite desmesurado, seus pensamentos obsessivos, os comportamentos compulsivos. Isso gera muita surpresa, calma. É a consequência de aplicar o corte, a medida e a distância em relação à comida.

Em alguns casos, quando essas ferramentas comportamentais são aplicadas com eficácia, elas se transferem quase imediatamente para outro tipo de vínculo, para o indivíduo poder ter um comportamento similar de controle diante de tudo aquilo que pode arrebatá-lo e fazê-lo sair do eixo, perder o domínio sobre seus atos.

Gustavo desejava cuidar da sua família, dos seus descontroles, para poder recuperá-la, a partir de uma perspectiva mais mesurada. Ao mesmo tempo, fazia algo semelhante em relação à comida: controlando a ingestão, poderia recuperá-la com moderação. Estaria atento a cada conceito assimilado, assim como a cada grama perdido.

Talvez, por essa razão, tenha colocado em um mesmo plano a indiferença em relação à Maria e à comida. Não as percebe com a mesma intensidade desenfreada de antes; por enquanto as sente ausentes, de modo a poder se reconectar com ambas a partir de outro lugar, mais cuidadoso, atento e mesurado.

Pois bem, durante os últimos dias destes trinta que Gustavo vinha comparecendo sem interrupções à Clínica, eu tinha interesse na sua presença nos grupos terapêuticos do final de semana seguinte. A ideia era mostrar a ele que é possível emagrecer, mesmo estando longe, com o exemplo de muitas pessoas que aplicam o tratamento à distância e hoje permanecem magras.

Em alguns desses grupos, eu pediria a certos pacientes que moram longe para explicar detalhadamente o método de perda de peso à distância.

Quando entro no salão para coordenar o grupo de sábado, observo uma multidão de mais ou menos 350 pessoas. Tentei encontrar Gustavo. No princípio foi impossível, porém logo que as pessoas acabaram de se acomodar nos seus lugares, finalmente o vi...

Dou início à reunião:

– Bom dia a todos.

Fico muito feliz de ver a enorme quantidade de pessoas presentes aqui hoje. Vejo muitas caras conhecidas, outras não tanto. Há aqueles que atingiram seu peso há bastante tempo... Vocês poderão distingui-los do resto, porque ocupam menos espaço... – risos.

Também reconheço vários que começaram há poucas semanas e estão em pleno processo de emagrecimento. Vejo pessoas de todas as idades, com graus diferentes de excesso de peso; também observo algumas caras amarradas, algumas pessoas felizes...

Além disso, noto que muitos de vocês vieram do interior do país e de outros países também. Enfim, aqui parece haver de tudo um pouco.

Qual seria, então, um dos benefícios de trabalhar em grupo?

Silêncio geral.

– Isto que eu acabei de descrever: a heterogeneidade. Homens, mulheres, jovens, crianças, pessoas na terceira idade e adolescentes. Pessoas daqui, de lá, de acolá e de mais longe também. Todos reunidos, todos juntos, com garra, em uma mesma direção.

Assim, aquele que já atingiu seu peso aprende com o gordo, o gordo com aquele que emagreceu, o aluno com o mestre, o mestre com o aluno. Muitas vezes os jovens contribuem com simplicidade sobre questões que os adultos tornam desnecessariamente complicadas e vice-versa.

Além disso, nestes grupos acontece um fenômeno peculiar: muitos de vocês pertencem a certos círculos endogâmicos e fechados, tais como a família, os amigos, o trabalho; porém aqui se veem reconhecidos por um contato novo, para fora, imprevisto, com rostos diferentes dos que estão acostumados. Aqui vocês se enriquecem com outras culturas, se livram de preconceitos, atraem ideias inovadoras, originalidade, aventura, desafios.

O grupo é um lugar onde é possível transformar os sonhos em realidade e o participante sempre pode mudar e melhorar sua vida.

Quando nos reunimos em grupo, também tentamos renovar a energia daqueles que precisam, levantar aqueles que se sentem abatidos, fortalecer aqueles que atingiram seu peso ideal.

Contudo, assim como o grupo dá, também pede. E o que pede?

O compromisso de cada um de vocês de estarem presentes. Por isso é fundamental não se isolar, porque o gordo que se desconecta, continua gordo, e o gordo que se comunica, deixa de sê-lo.

De repente, Gustavo levanta a mão.

– Sim, Gustavo. Compartilhe conosco o que quiser transmitir...
– Falando em transmitir e em comunicar, antes de mais nada, gostaria de esclarecer a todas as pessoas aqui presentes, que venho de uma situação física e familiar bastante difícil. Por isso, também acho que vale a pena questionar certas coisas; pelo menos no meu caso.

Porque, até muito pouco tempo atrás, senti que estava com os pés e as mãos atados, sem vontade nem decisão. Também, acreditando ter razão em tudo, perdi a razão.

Transgredi, com muito gozo, limites muito arriscados para a minha saúde, fiz a minha família sofrer, finalmente fiquei sozinho.

O que mais me inquieta é não saber exatamente onde estava preso. A única coisa que sei é que é um lugar onde reina a anarquia, o desenfreamento, a repetição, tudo que é circular. Um lugar onde predomina o excesso no sentido mais amplo, com todas as suas bifurcações escondidas.

Diante do questionamento de Gustavo, eu deveria utilizar uma metáfora, um mito, para que compreendesse uma coisa que, em princípio, ele tinha dificuldade de entender. Pareceu-me apropriado colocar alguma coisa que fosse similar à ideia do labirinto, que à devida hora sua esposa havia esboçado.

Respondo:

— Para o indivíduo que ultrapassa muitos limites demasiadamente, sua situação equivaleria à de alguém completamente perdido em um complexo labirinto. O mais grave é que ele não percebe que está em um labirinto, acredita estar em liberdade.

Em certo momento percebe seu cárcere, seja pelo surgimento de uma doença ou pelos sentimentos extremos de angústia ou solidão; e sente a urgência de encontrar a saída.

Porém, debate-se entre as paredes dessa trilha errada, choca-se também contra as falsas saídas. Assim, fica posicionado de forma crônica em um mesmo ponto de partida, repetidas vezes.

Inclusive, o próprio desconhecimento interno da pessoa ganha a forma do labirinto… E ela pode passar uma vida inteira sem conseguir sair, sem perceber que está preso em um labirinto, que cega tão habilmente ao ponto de gerar, a partir da reclusão, a ilusão de um movimento contínuo.

A única forma de sair é rompendo com a inércia da impulsividade e pedindo ajuda; ou seja, deve-se encontrar a saída através de um caminho diferente, um caminho nunca antes percorrido, porque se apresenta escuro, frio, desconfortável, ladeira acima e sem comida suficiente.

Quando a pessoa toma coragem, percebe que esse caminho não era tão tétrico quanto imaginava e encontra a porta de saída.

Por outro lado, aqueles que nunca tomam coragem, darão voltas e se debaterão sem parar contra tudo e contra eles mesmos, caindo finalmente dentro dessa clausura, talvez para sempre.

A intenção não é dramatizar; apesar de agora ser um pouco assustador, é melhor do que dentro de cinco anos, quando talvez o corpo já não tenha forças para se colocar de pé.

Gustavo novamente pede a palavra.

— Essa figura do labirinto que você acaba de descrever é o que vivo há dez anos. Achava que era livre e que fazia o que queria. Não percebia que na realidade estava preso, prisioneiro do gozo e da dor. Um jogo de sensações que se retroalimentam mutuamente e se perpetuaram por muitos anos dentro de mim.

O labirinto que mencionou era eu mesmo, estava dentro de mim. Estava enclausurado no meu próprio cárcere de sofrimento eterno e de glória efêmera.

O grupo emudeceu completamente. Eu também. Poucos segundos depois, veio uma grande salva de palmas.
Peço para fazerem silêncio. Agora, minha intenção era me aproximar do *modus operandi* do Tratamento à Distância. Então, pergunto a todos:

– Quantos de vocês estão realizando o tratamento à distância? Ou seja, quem mora em um lugar distante e aplica este método, que igualmente permite emagrecer com a mesma eficácia que comparecendo diariamente à Clínica?

Cerca de 60 pessoas das 350 reunidas levantam a mão.

– É possível comprovar que muitos de vocês conseguem perder seus quilos em excesso sem a necessidade de vir à Clínica todos os dias, bem como sem a exigência de se submeter a uma constante intervenção médico-psicoterapêutica. A distância física não é impedimento para a interação entre o sistema e a pessoa.
Por que vocês acreditam que esse fenômeno ocorre?

Um paciente que realizou o tratamento à distância com sucesso levanta a mão. Diz em voz alta:

– Acho que isso acontece porque existem redes de contenção e informação à distância muito eficazes, criadas pela Clínica. Porém, é preciso que haja disposição, compromisso, continuidade em cada pessoa que se dispõe a colocá-lo em prática.
Apesar de não ser necessário comparecer ao Centro Terapêutico diariamente, é sim necessário realizar o tratamento à distância todos os dias, respeitar suas regras rigorosamente, para poder atingir a meta.
– Em que consistem essas redes de contenção e informação que você cita?

– Consistem em ler a bibliografia do método para mantê-lo presente no dia a dia. Escutar os CDs que têm a informação e os conhecimentos apresentados nos grupos terapêuticos. Manter com os médicos contacto telefônico ou enviar e-mails.

É fundamental comparecer à Clínica uma ou duas vezes por mês, para vir aos grupos, continuar incorporando e compreendendo as ferramentas para realizar o tratamento quando estejamos longe.

– Isto é, durante os poucos dias intensivos de comparecimento ao Centro Terapêutico, você vai conseguir assimilar os conceitos de corte, medida e distância, assim como o de atenção, cuidado, alerta, não permissividade; e levá-los com você – enfatizo alguns conceitos e ferramentas comportamentais que permitem atingir o autocontrole.

– Isso mesmo.

– Por outro lado, naqueles que moram longe, ocorre algum mecanismo que faz com que o conhecimento adquirido permaneça fixado e se mantenha no tempo; duplicam seu nível de atenção, assimilação e concentração.

Bastam eventuais reforços para se conseguir resultados positivos.

Um paciente que chegou ao seu peso ideal coloca:

– Muitas vezes, e digo isso porque acontece comigo, quando estamos muito perto da solução de um problema, imprudentemente não sabemos aproveitá-la a fundo. Talvez pela facilidade de tê-la à mão, servida em bandeja.

– Exatamente, é bastante frequente. No entanto, aqueles que se encontram longe, cultivam, exploram, aproveitam mais e melhor o escasso período em que comparecem.

Porém, no começo, o que deve fazer a pessoa que decide realizar o tratamento à distância?

Na primeira visita à Clínica mais próxima, deve manter entrevistas com psicólogos, médicos clínicos, nutricionistas e professores de Educação Física.

Dessa forma, os especialistas conhecerão seu estado geral, indicarão a dieta que deve ser seguida, os suplementos de vitaminas e minerais que acompanharão a dieta, e elaborarão um tipo de exercício físico para cada caso em particular, para ser realizado no lugar de origem.

Eles motivam muito as pessoas de todas as províncias do interior de nosso país, bem como uma significativa quantidade de estrangeiros, que vêm para conhecer o método.

Depois de uma breve pausa, explico:

– Certo dia, questionei que, se as pessoas com um grau significativo de gordura fossem mantidas nos grupos terapêuticos diariamente e por tempo indeterminado, seja para reverter seu excesso de peso ou manter o peso ideal; alguma coisa estaria falhando.
Porém, se uma quantidade muito maior de pessoas por uma questão de distância geográfica também consegue, isso confirma que nem sempre é necessário comparecer diariamente à Clínica.
Essa realidade abre uma grande porta para uma enorme quantidade de pessoas que, apesar de morar longe, podem emagrecer e se manter.
Dessa forma, conseguem gerar um circuito emagrecedor próprio.
É indispensável acentuar as seguintes qualidades das suas personalidades: boa memória, introspecção, reflexão e busca, energia contra o facilismo, metas com data de conclusão, exames periódicos de controle médico, comparecimento mensal ao Centro Terapêutico mais próximo.

Então alguém do fundo da sala agita sua mão com frenesi. Não tinha certeza de quem era, até perguntar:

– A pessoa lá longe que balança o braço como uma bandeira flamejante, o que precisa dizer com tanta insistência e desespero? – risos.
– Também é preciso buscar outros prazeres que não arruínem nossas vidas.
– Claro! Mas o gordo se enclausura. Muitos conhecem um único prazer, que obviamente é comer.
Aparentemente acreditam que não existe mais nada que possa fazê-los se sentir bem. Na realidade, se sentem bem? Acho que não. Porque se assim fosse, a Clínica estaria vazia, andariam felizes vida afora.
A pessoa gorda é capaz de buscar outras coisas que a façam sentir prazer e não lhe tragam problemas? Você acha que elas existem? Claro que existem!

Afinal de contas, que gozo é esse com a mesma coisa que faz sofrer eternamente? É masoquismo?

Ou, como bem disse antes Gustavo, ele se sentia prisioneiro do gozo e da dor, sensações que se retroalimentam mutuamente e se perpetuam – e vejam que mau negócio – entre uma dor crônica permanente e um gozo muito fugaz.

Por isso existem os grupos terapêuticos: para bater duramente na casca, causar uma dor forte hoje, para liberá-los da dor crônica.

Isso só é possível confrontando, obedecendo, escutando, falando, questionando – exclamo com veemência.

Pois bem, tendo dito essas palavras, senti que Gustavo estava "sintonizado". Apesar de ainda estar gordo, sua mente estava se alinhando com certezas, novos conhecimentos e ferramentas que o ajudariam a forjar uma melhoria integral à distância. Tinha a mente clara. Além disso, tinha certeza de que, quando voltasse à Clínica uma ou duas vezes por mês, não se perderia.

Concluído o mês em que realizou o tratamento no Centro Terapêutico, Gustavo havia emagrecido 18 quilos. Deve-se esclarecer que os pacientes mais gordos no começo perdem muito, porque se livram não só da gordura, mas de uma grande quantidade de líquido.

Antes de voltar para sua fazenda, tive com Gustavo um último encontro. Minha intenção era lhe fazer perguntas curtas, esperando respostas curtas; como um pingue-pongue rápido.

– Bem, Gustavo, parece que você fez as coisas direito. Perdeu 18 quilos em 30 dias...
– Sim, estou feliz, tenho esperança de poder chegar ao peso lá no campo.

Após uma breve pausa, pergunto:

– Durante esse mês de tratamento, o que você descobriu, o que encontrou?
– Descobri um sistema muito eficaz. Apesar de ainda ter um longo percurso pela frente, me reencontrei com a forma de pensar do antigo Gustavo.
– Ou seja, mesmo estando gordo, você pensa como magro.
– Talvez.
– Quem se fez presente?

– Fez-se presente o hoje, a cada quilo que perco.
– Quem está ausente?

Era uma pergunta fundamental. Depois de pensar, ele responde:

– A comida em excesso. Maria. Já não estão na minha cabeça. Sumiram.
– O motivo de emagrecer não era recuperar Maria?
– No princípio. Agora ela pode fazer o que quiser.

Sua frase marca um grande avanço.

– Você ainda não tem coragem de ligar para ela?
– Não é que não tenha coragem. Ela passou para outro plano... Não sei bem como explicar isso.
– Será porque quem está ficando mais plano, mais magro, é você?
– Talvez. Estou muito concentrado em emagrecer... Depois verei.
– O que você verá?
– Se telefono ou não para ela. É uma questão delicada. Prefiro esperar chegar ao peso ideal.
– Ou seja, você quer ver primeiro seu corpo esbelto, para depois vê-la...
– Talvez, agora não sei. O tempo dirá.
– A decisão é sua, naturalmente.

Gustavo fica pensando...

– Talvez eu queira surpreendê-la... - revela com sinceridade.
– "Surpreendê-la...".
Bem, Gustavo. Vamos parando por aqui. Parabéns pela sua conquista inicial. Porém, o que verdadeiramente importa é você cuidar da sua conquista.
Você já sabe que deve continuar o tratamento à distância para continuar emagrecendo.
Como escutou no grupo, é aconselhável você voltar à clínica durante os fins de semana, pelo menos uma vez por mês: Como você deve ter percebido, esses grupos são frequentados por muitas pessoas que moram longe, assim

você vai conhecer pessoas que realizam o tratamento à distância e elas vão poder aconselhar você... Prefiro que você vá descobrindo isso por conta própria.

Espero ver você em breve e que você continue me surpreendendo também.

– Certamente. Agradeço tudo que fez por mim.

– Não esqueça que fizemos isso juntos: sua decisão de melhorar influenciou tanto como o acompanhamento e a orientação dos profissionais do Centro Terapêutico.

– É verdade. De qualquer forma, obrigado.

Gustavo se retirou renovado, enriquecido, com um maior registro sobre si mesmo e seu meio. Havia melhorado em muitos aspectos. Reencontrou-se depois de anos de extravio. Reencontrou-se com o controle, com a sobriedade, com a lucidez.

Também suas emoções estavam sob seu domínio. Acho que esses 30 dias seguidos de tratamento assentaram suas bases, tanto para vislumbrar um futuro mental e físico melhor como para permanecer muito atento para não repetir os erros passados.

Pois bem, duas semanas depois Gustavo voltou no fim de semana, como é recomendado no tratamento à distância.

Comenta que durante os 15 dias em que esteve na fazenda, perdeu 6 quilos. Cumpriu todas as indicações do método. Percebi-o contente, pleno, coerente, mesurado.

Pergunto se estava um pouco intrigado quanto à relação com sua mulher. Responde que falam por telefone, apesar de, por enquanto, ambos preferirem viver separados.

De vez em quando ele visitava seus filhos na casa da irmã de Maria, porém ela nunca estava presente. A situação parecia não afligi-lo. Tinha consciência de que tinha se comportado muito mal, devia esperar que surgisse dela a vontade de se reencontrar com ele.

Pois bem, Gustavo continuou emagrecendo à distância. Voltava duas vezes por mês à Clínica e se atualizava. Em seis meses alcançou seu peso ideal. Contudo, durante todo esse tempo, nunca conseguiu ver sua esposa.

Depois de alcaçando o peso, continuou frequentando o Centro Terapêutico, porém mais espaçadamente.

Depois de um ano se mantendo, em outra visita que fez, marcou uma consulta. Quando o vi, notei em seu semblante uma expressão que condensava alegria e seriedade; ou seja, equilíbrio. Quando sentou no consultório, comentou com satisfação:

– Voltei com minha mulher. Estamos morando todos juntos no sítio.

– Fico muito feliz. Aparentemente ela precisou de bastante tempo para voltar atrás, processar tudo que aconteceu...

– Acho que sim. Além disso, a lição que aprendi quando saí daquele desenfreamento, já com um corpo melhor e uma forma melhor de pensar, é que durante o tratamento não persegui ansiosamente a Maria. Realmente voltei a ser aquele de antes, ou ainda melhor.

Acho que quando nos sentimos bem, somos menos ansiosos, menos negativos, mais afetuosos, somos pessoas melhores. Conseguimos o perdão e a compreensão dos outros.

Merecemos outra oportunidade. Pelo menos a mim ela foi dada: primeiro, o tratamento; depois, eu mesmo. Depois, Maria. Principalmente, a vida me deu uma segunda oportunidade.

Permitiu-me sair das penumbras, adquiri presença e recuperei o registro dos meus seres queridos. O registro de minha saúde.

Acho que ela foi percebendo isso com o tempo e pudemos reconstruir nossa relação.

– Você recuperou o domínio sobre seus atos...

– Por enquanto, sim. Porém... Que estranho o descontrole que tive!

– Sim, é um grande enigma. Às vezes acho que é igualmente fácil perder o controle e recuperá-lo. Parece haver uma linha quase invisível separando os dois estados.

É uma questão profunda demais, que tira o sono tanto daqueles que padecem dela quanto de muitos pensadores.

Talvez seja uma falha necessária ao ser humano, para nunca poder parar de buscar, de se perguntar sobre sua vida, seus comportamentos, sua forma de se relacionar.

Erich Fromm diz: "A essência do ser humano está nas perguntas, não nas respostas".

– É bem verdade... Por outro lado, foi transcendental ter percebido que estava preso a um único gozo, mortal a longo prazo, que me privava de uma infinidade de coisas. Diferenciei o gozo do prazer, passei de estar dentro de um buraco fechado, preto, para viver num mundo de cores.

Apesar de parecer cafona, foi isso.

Acho que perder peso também me enalteceu como pessoa.

– Essa é a proposta do tratamento. Tentar, sobretudo, fazer perdurar a harmonia mental e física.

Por outro lado, quero lembrar a você como chegou e como você está agora. Nunca esqueça das suas duas facetas. Cuide-se, pois isso dará a você saúde e controle. Você pode ser o rei do seu futuro, não um súdito. Você viveu isso, não foi uma história que contaram para você…

Ele se emociona e me dá um forte abraço. Depois nos despedimos.

Pois bem, para finalizar a odisseia de Gustavo, seu caso exemplifica claramente que, quando alguém encara um método de melhoria integral, com o tempo todas as áreas da sua vida se reacomodam e equilibram. Desde que cada pessoa tenha incorporado o que deve cumprir e fazer, não há distância geográfica que consiga impedi-la de melhorar. Também não há coração que deixe de bater…

Por outro lado, com o tempo, foi assombroso o surgimento de uma lucidez notável e de uma sabedoria que ele pôde transmitir para outras pessoas, uma lucidez que ilumina hoje em dia o caminho daqueles que ainda se encontram perdidos à distância.

7

O PESAR

Julián consegue iniciar
sua aventura adolescente

Como vive e o que sente um adolescente obeso ou com excesso de peso neste mundo cheio de preconceitos estéticos, que condena aqueles que não possuem uma silhueta esbelta e magra? Que ferramentas devemos aplicar para ajudá-lo? Mas, atenção, não se trata de ajudá-lo a estar em forma com um estereótipo estético-cultural, mas sim devido ao urgente pedido de um corpo em desequilíbrio e uma mente angustiada e impotente.

Para cristalizar esta situação, vejamos o caso de Julián, um adolescente de 15 anos que convive com a obesidade desde criança.

Vamos conhecer sua história:

Julián chega à consulta com sua mãe. Pesa 110 quilos e mede um metro e setenta. É muito excesso de peso para a sua idade e estatura: deve se livrar de nada menos que 35 - 40 quilos. Sua mãe possui uma constituição magra, no entanto, pergunto a ela se existem antecedentes familiares de obesidade, ou algum parente com excesso de peso significativo. É necessário saber se Julián possui uma predisposição genética que possa ter ajudado a ocasionar seu excesso de peso.

Ela responde:

— Todos na família possuem peso normal, inclusive o pai dele, nossas duas filhas, seus primos, tios e avós.

Dessa forma, comprova-se que nem todos os adolescentes ou crianças gordas desenvolvem a obesidade por causa de fatores genéticos.

De posse dessa informação e depois de ter investigado seus hábitos, o tipo de comida que Julián vem ingerindo e quantas vezes tentou emagrecer, peço à sua mãe para conversar a sós com ele.

Depois que ela saiu, percebi que Julián era um rapaz de poucas palavras. Uma atmosfera de saturação e de resignação parecia envolvê-lo. Também percebi uma profunda timidez e uma atitude de desgosto, cansaço, talvez por ter que se submeter a outro interrogatório médico.

– Bem, Julián, para dizer a verdade, vejo você bastante desinteressado. Imagino que talvez vários motivos tenham levado você a se sentir assim: porque sempre dizem o que você tem que fazer, ver os médicos, tentar perder peso mais uma vez...

Não sei realmente se você tem vontade de se atrever a emagrecer seriamente. Talvez você se sinta bem como está e queira que as pessoas deixem você em paz, parem de encher a sua paciência.

– Tudo o que você disse acontece simultaneamente comigo – diz com uma voz bastante grossa para a sua idade, depois sorri levemente.

Julián fita meus olhos, como se esperasse uma solução. Nesse instante, por trás da sua aparência um tanto sombria, percebi um brilho especial no seu olhar, um brilho que denotava esperteza, inteligência e suspeita, um olhar pensativo acompanhado de um gesto atento sem nenhuma presunção. Chamou-me a atenção.

Pergunto:

– Como você lida com esse problema?
– Estou cansado de repetir sempre a mesma coisa.
– Bem, como quiser – digo suspirando, disfarçando a falta de vontade, tentando ser um espelho para ele...

Julián se manteve em silencio enquanto observava com curiosidade os objetos que estavam sobre minha escrivaninha. Eu me reclino sobre a cadeira; algum tempo depois, digo:

– Pelo menos permita-me te mostrar algumas fotos de garotas e garotos da sua idade que realizaram o tratamento. Você vai ver como chegaram no primeiro dia ao Centro Terapêutico e como estão hoje. Ah, vou esclarecendo logo! Não uso Photoshop para retocá-las… – Julián eleva suas sobrancelhas e sorri.

– Vamos ver…

Dirijo-me à biblioteca do consultório e passo-lhe uma pasta com fotos de adolescentes que realizaram o tratamento com sucesso. Em cada página há duas fotografias da mesma pessoa. Na primeira imagem, quando estava gorda ou muito gorda, na segunda, quando atingiu o seu peso ideal. Embaixo aparece o primeiro nome, a idade, quantos quilos precisava perder e o tempo que levou para alcançar o objetivo.

– Que mudança! E em tão pouco tempo! – exclama Julián, admirado.
– Exato. O sistema de emagrecimento que aplicamos consegue isso. Resultados concretos em muito pouco tempo. Se você tiver interesse, depois explico em que consiste. Agora eu gostaria que você me contasse um pouco mais sobre a sua vida...

Então Julián se solta. Abaixa os ombros, que até este momento haviam permanecido encolhidos e tensos.

– Bem, por onde devo começar? – pergunta.
– Por onde você quiser…
– Bem… Desde o ensino fundamental lembro de precisar fazer dieta. Desde os 9 anos meus pais me levam de um tratamento para outro por causa do meu excesso de peso. Eu nem percebia, ou não achava que fosse importante, não sei... Essa era a minha impressão.

Pois bem, devemos observar que a pressão familiar é determinante para que muitos adolescentes desenvolvam a obesidade: os pais intervêm negativamente no vínculo dos seus filhos com a comida, se fixam demais no que eles comem ou deixam de comer.

Outras famílias têm hábitos desorganizados, comem fora de hora e qualquer tipo de alimento.

Além disso, muitas refeições familiares frequentemente se transformam em ringues de boxe, sendo os filhos testemunhas e participantes: foi comprovado que muitos adolescentes e adultos com transtornos alimentares provêm de lares nos quais as brigas eram comuns na hora da refeição, ou estes transtornos eram fruto do fato de suas famílias quase nunca se reunirem à mesa.

Indago sobre essa questão:

– O que você pensa da sua família?
– Sempre me pareceu bastante normal, unida. Não lembro de ter passado por uma situação difícil, complicada, que me obrigasse a buscar alívio na comida. Só gosto de comer muito e de tudo, não sei o porquê.
– Resolver essa pergunta explicaria seu excesso de peso?
– Imagino que sim.
– Por que seus pais mandavam você de um tratamento a outro?
– Eles me diziam que eu já estava fazendo carreira para ser "o gordo" quando crescesse. Minha mãe me explicava que devia fazer dieta e ir ao psicólogo, porque sabia que no futuro ia sofrer... isso me chateava, sabe...
– Esses tratamentos deram certo?
– Não, não houve mudança. Eu só queria comer, não entendia qual era o mal em estar gordo, até começar o Ensino Médio. Desde então constatei da pior forma possível que sim, era muito ruim.
– Por que no colégio você percebeu que estar gordo é uma coisa ruim...?

Julián abaixa um pouco o olhar, emite um angustiado suspiro. Parece que tocar nessa questão tão fundamental na sua vida atual lhe causa uma dor notável.

De repente, me olha seriamente – com ódio nos olhos – e explica:

– Tenho colegas muito maus, ou pelo menos agressivos, que me excluem de tudo. Eles falam comigo assim: "Sai daqui, gordo", "não vou sentar com você". Não me incluem na hora de fazer grupos de estudo, também não me convidam para as reuniõezinhas fora do colégio, nem para as festas de aniversário. Minha vida é um pesadelo...meio solitária...
– Como você vai nos estudos?
– De mal a pior.

Novamente abaixa os olhos. Depois confessa:

– Sinto-me muito mal. Durmo o tempo todo, não vejo ninguém.

– Você se sente sempre excluído, isolado? Breve silêncio. Depois Julián me olha, entrefecha os olhos e afirma:
– Isso mesmo.

Obviamente notei que Julián estava angustiado, e como! Suas relações estavam desabando, a vida dele era chata, estudava sem vontade, como ele aguentava...?

Sua crua realidade atual era lidar permanentemente com o olhar dos outros. A obesidade lhe causou mudanças psicológicas que se manifestavam em baixa autoestima, mau desempenho escolar e rejeição social seguida de introversão.

O surgimento de sentimentos de vergonha, isolamento, medo, ira, frustração, culpa e principalmente o ponto fraco em relação à comida – seu grande refúgio e companhia – lhe proporciona descarga e alívio, mas o mantém preso em uma armadilha.

A capacidade de controle ou, em contrapartida, de exagero que mantiver com a superfície e com os orifícios de seu corpo – ou seja, os pontos sensíveis e vulneráveis da fronteira/interface que o ligam e separam do mundo externo – de certa forma serão o caminho dos determinados tipos de conduta e de relacionamentos que ele irá desenvolver.

Provavelmente, a obesidade de Julián resistiu a todas as suas tentativas de emagrecer em razão de ele não ter conseguido abandonar uma conduta alimentar repetitiva.

Por ser adolescente, é possível que sua gordura seja sinônimo de congestão e de certa estagnação. Não há fluidez nem abertura, mas apenas obscurantismo.

Seu excesso de peso se manifesta como mistura e condensação entre seu corpo e o mundo externo – majoritariamente em conflito e em desequilíbrio. Um mundo externo repleto de absolutos, imediatismo, estresse, frustração, sedentarismo, tentações alimentares viciantes e ideais estéticos inalcançáveis.

Depois, para minha surpresa, Julián exclama:

– Vendo os resultados nas fotos dos garotos da minha idade, talvez eu me empolgue para fazer uma última tentativa. O senhor provavelmente imagina que estou mais do que de saco cheio...

— Tudo começa com uma mudança de direção, colocar a nosso favor aquilo que estava contra.
— Não sei... Imagino que o senhor vai me explicar tudo gradativamente. Não entendi ainda muito bem.
— É lógico. O mais importante é você se dar outra oportunidade. É um bom indício, depois de tantos fracassos. Na realidade, todos nós merecemos uma segunda oportunidade na vida, Julián. Nossas vidas parecem estáticas, porém não o são. Você acabou de ver isso nas fotos que mostrei.

Depois das minhas palavras, considerei oportuno concluir a conversa. Ele já havia exposto sua história passada, a atual, seu desânimo, suas sensações e os pensamentos negativos. Não queria saturá-lo. Desejava que levasse da reunião a única coisa positiva e diferente que talvez tenha percebido e o tenha mobilizado: ver as fotografias de garotos e garotas da sua idade que conseguiram emagrecer. Era muito provável que em pouco tempo ele se questionasse: "Se esses garotos e garotas tão gordos conseguiram emagrecer... Por que não tentar?"

Então lhe digo:

— Bem, espero você para conversar um pouco mais e dar início ao tratamento. Se puder, venha se pesar daqui a três dias, combinado?
— Tudo bem, doutor. Obrigado.

Senti que Julián saiu da consulta mais aliviado. Percebi que estava diante de um garoto resignado, porém muito inteligente. Precisava me agarrar e aproveitar sua lucidez. Seu excesso de gordura ainda não tinha afetado seu cérebro.
Pois bem, como é possível observar no caso de Julián, a pessoa que é obesa desde criança começa a sentir vergonha e a se retrair quando chega à puberdade. Quando na escola, no clube ou na colônia de férias, começa a ser o "gordo" ou a "gorda" entre seus colegas, perde a identidade: não é mais chamado pelo nome, as pessoas se dirigem a ele/ela simplesmente como: "gordo/a".
Assim, pode experimentar uma enorme tristeza, que, a longo prazo, se transformará em raiva. Então costuma se apegar cada vez mais à única

companhia em relação à qual não sente traição, indiferença ou agressão: a comida.

Quando é aniquilado pelo desprezo dos outros, excluído do círculo social, acaba convencido de que não é nem está.

Desta forma, sua vida pode se transformar em um pesadelo e outras sensações que geram angústia e infelicidade costumam surgir: o medo, a ira, a frustração. Finalmente, a culpa invade e paralisa.

O mal-estar da culpa provoca angústia e pesar, e ele come para voltar a sentir prazer. Um prazer que evapora quando ingere o último pedaço de uma guloseima e volta a sentir culpa.

Contudo, existe uma única forma de estar em paz quando a pessoa tem uma dívida que o atormenta: trabalhar para pagá-la. Julián sabe muito bem que está em dívida consigo mesmo, sabe o que lhe convém fazer para estar tranquilo e elevar sua autoestima, sentir-se bem, satisfeito: emagrecer.

No caso de Julián, o sentimento de culpa está bem instalado na sua personalidade. Ele ainda não percebeu que é mais fácil emagrecer do que suportar e esconder toda a dor causada pela sua obesidade.

Pois bem, três dias depois, Julián volta à Clínica, comparecendo ao controle seguinte. Desta vez veio sozinho, e isso me pareceu um sinal positivo. Entra no consultório, me cumprimenta, se senta. Simplesmente proclama:

– Estou ansioso para me pesar e começar o tratamento. Acho que perdi peso. Não fiz a sua dieta, porque ainda não a conheço, porém comi muito menos. Depois o senhor me dará uma pasta com instruções, certo?

– Cuidado! Não deixe que a sua impulsividade e pressa de emagrecer se transformem em uma coisa ingovernável e oscilante como a sua gordura.

Antes de tudo, o principal é recuperar a calma perdida.

Se começar comendo menos, vai sentir tranquilidade.

– Entendo. Mas pelo menos me conte o que eu preciso fazer para emagrecer bastante…

– É um sistema integral que se sustenta em conseguir três correções fundamentais; e não se deve pular nenhuma. Essas correções são realizadas simultaneamente.

Por um lado, há uma tentativa de mudar o vínculo com a comida, através de uma modificação concreta na forma de se relacionar com ela. Isso é possível ao se incorporar e implementar conceitos e ações denominados corte, medida e distância.

Em outras palavras, um corte inicial abrupto na ingestão habitual de alimentos. Não se assuste, isso não fará com que você sinta fome.

Uma medida e quantidade exata das porções que você vai comer, mais ou menos do tamanho do seu punho; evitar no começo ingerir os alimentos que viciam você.

Uma distância física e mental da comida, também entre uma refeição e outra. Denomina-se ordem, reorganização, planejamento.

Outra correção consiste na mudança comportamental. Reside em ter coragem de por em prática novos comportamentos: fazer a dieta indicada, tomar as vitaminas e minerais, comparecer aos grupos terapêuticos de pessoas que estão na mesma situação que você e realizar uma atividade física adaptada ao seu peso.

Também, simultaneamente às demais correções, trabalha-se a mudança emocional, que sustenta o processo de emagrecimento.

O ponto é se sentir satisfeito – e não apenas com a pouca comida que recomendamos.

Consiste em adquirir tolerância em todos os aspectos da vida, cuidar de cada perda de peso alcançada – mesmo que sejam só 100 gramas –, adestrar nossa lucidez para ganhar inteligência e razão. Assim, não seremos arrebatados pelo impulso repetidas vezes, porque antes pensaremos no que vamos fazer.

– O senhor está certo. Quase sempre eu como sem pensar no depois, que é continuar estando gordo, sozinho, sem gostar nem um pouco de mim...

– Quando a pessoa emagrece, aumenta sua autoestima, recupera a segurança e começa a gostar de si mesma e a gostar dos outros.

Julián quase não piscava. Seu rosto expressava grande curiosidade, vontade de colocar a mensagem em prática. Parecia absorver como uma esponja as palavras de uma nova linguagem, um idioma cheio de conceitos e de ideias que nunca havia escutado.

Pois bem, para que a conversa fosse deliberadamente breve e não sobrecarregá-lo com informações, concluí:

– Além de tudo que eu possa dizer sobre o tratamento, o importante é você tomar coragem para experimentá-lo.

Se você concordar, começamos amanhã. Minha secretária irá agora te passar os passos a serem seguidos.

– Sim, estou achando o tratamento interessante. Imagino que dar o primeiro passo seja o mais difícil. Depois tudo vai acontecendo… certo?

– Exato. Desde que você seja constante, é um caminho linear e mais curto do que você pensa.

Bem, Julián, acho que por hoje terminamos… E também começamos…

– Ha, ha! Sim, assim espero.

– Vamos manter contato. Continuamos nos vendo neste novo caminho. Desejo o melhor para você, tenho certeza de que você vai atingir sua meta. Tudo depende de você.

– Prefiro que dependa de mim e não mais da comida…

– Exatamente. Anime-se. Sei que você pode.

– Até mais.

Depois que Julián saiu do consultório, me embriagou a mesma sensação que acontece momentos depois de correr cinco quilômetros: uma mistura de bem-estar, paz mental e satisfação.

É um garoto muito jovem, que ainda tem muito o que viver. Empenhei-me ao máximo para lhe explicar o método da forma mais clara possível. Demonstrei-lhe a eficácia em outros garotos.

Depois senti um leve cansaço, contudo, sabia que pouco tempo depois esse cansaço se transformaria em energia renovada. Estava contente, porque imaginava que Julián faria o tratamento com sucesso.

O tempo me deu a razão. Realizou o processo com grande adesão, com uma continuidade notável. Em 6 meses perdeu 36 quilos e chegou ao seu peso ideal. Há um ano que se mantém assim. Comparece aos grupos dos fins de semana e aos grupos de manutenção para adolescentes; também faz atividade física.

Pelo visto internalizou sábia e eficazmente todas as ferramentas do método. Seus pensamentos depressivos foram desaparecendo à medida que foi emagrecendo.

Algum tempo depois, Julián solicitou uma consulta comigo. Nesse encontro ele falou sobre uma decisão pessoal:

– Como você sempre diz nos grupos, agora, por estarmos magros, não devemos achar que somos pessoas novas, mas saber que continuamos sendo as mesmas pessoas, porém que encontramos uma maneira melhor de viver, com outra medida.

Entretanto, quero lhe confessar que decidi mudar de colégio. Não por me sentir uma pessoa "nova", mas pelo rancor que ainda sinto em relação aos meus colegas.

Guardo uma lembrança muito ruim dos meus colegas pela maneira como me tratavam quando estava gordo. Não quero vê-los nunca mais.

– É compreensível. Há momentos em que não há como voltar atrás.

É preciso olhar para frente e tentar dissolver o rancor aos poucos. Não para ver novamente seus colegas, mas para não prejudicar a você mesmo, já que é um sentimento interno negativo.

Tente perdoá-los e pense que, se você tivesse estado magro como eles, talvez tivesse agido da mesma maneira, pela simples necessidade que todos temos de pertencer a um grupo.

Se o grupo se alinhasse para agredir e ignorar uma pessoa gorda, provavelmente você teria agido da mesma maneira.

– O gordo era eu! Quem sofria era eu! Vou tentar dissolver o rancor, apesar das marcas profundas que eles deixaram em mim, feridas muito dolorosas. Talvez esse seja um ponto que eu deva trabalhar bastante. Por enquanto, aproveito intensamente minha magreza, é como se tivessem lubrificado minha mente e meu corpo. Sinto-me melhor, mas não uma nova pessoa.

– Faça o que você julgar correto, Julián. Porém, você deve tentar fazer a razão dominar o impulso. Tem o meu apoio. Tenho certeza de que com o tempo seu rancor vai desaparecer e você os perdoará internamente.

Eles não sabiam o que estavam fazendo. Nessa hora, como você, estavam possuídos por impulsos. A adolescência é assim. Não fique tão grilado e aproveite.

– Estou fazendo isso... – riu.

Julián vai embora. Outro mundo cheio de coisas novas o esperava. É provável que tenha momentos de confusão e o temor lógico de voltar a engordar. Seu trabalho interno no grupo e os profissionais que acreditaram nele a partir de agora serão fundamentais para ir diluindo seus medos, seus rancores.

Julián deve compreender que todas as suas sensações, emoções e sua dependência continuarão dentro dele. Tem que saber reconhecê-las e aplicar as ferramentas aprendidas para controlá-las e conviver com elas digna e diariamente, de modo que nesse jogo o placar continue refletindo sua vitória sobre o excesso.

Julián foi embora. Realizei meu intervalo habitual entre um paciente e outro: organizo papéis, falo com as minhas secretárias, atendo algum telefonema. Ou simplesmente não faço nada, fecho os olhos e relaxo na minha cadeira, sem pensar em nada. Só para me distrair.

Porém desta vez fiquei pensando em Julián, no jovem que ele é, e quanto sofrimento havia suportado em uma idade tão frágil.

Perguntava-me como era notável que cada vez mais pessoas jovens apresentavam esse tipo obesidade, ao passo que poucas décadas atrás isso era muito raro. Pensava também na enorme responsabilidade e culpa que temos nós, os adultos, no aumento de jovens gordos.

Por isso, os médicos que se debruçam sobre essas questões devem propor novos caminhos na forma de se alimentar, na quantidade, na qualidade e frequência da comida ingerida, em buscar e propor novidades.

Poder reeducar e ensinar costumes diferentes daqueles que as novas gerações possuem, consumindo óleos vegetais hidrogenados, gorduras, farinhas, doces, sal em excesso, alimentos processados; que aumentam de uma maneira alarmante seus índices de excesso de peso, obesidade, hipercolesterolemia adquirida, hipertensão… Diabetes!

No caso de pessoas muito jovens, é cada vez mais comum ocorrerem acidentes cardiovasculares por se acostumarem a mesma alimentação ruim.

Hoje em dia, existe um universo monótono, no qual a maioria dos jovens come em restaurantes fast-food, consome os mesmos biscoitos, massas, hamburgueres de sabores variados, cheios de gordura e sal, verduras sem sabor e frutas congeladas.

Tudo parece indicar que, se nada for feito para mudar os hábitos, avançaremos cada vez mais em direção a uma triste e monótona realidade. É quase apocalíptico pensar em um mundo de pessoas que se alimentam de hamburgueres e refrigerantes. Os adolescentes precisam conhecer novos alimentos.

Também é tarefa dos adultos ajudar seus filhos adolescentes a conceber outra cultura alimentar. Educá-los em termos de alimentação significa também ter com eles uma alimentação com mesura, variada, rica, nutritiva e saudável. A maneira como um filho adolescente se alimenta é tão importante quanto sua educação escolar, como as aprendizagens cotidianas que o enriquecem e o individualizam do restante.

Além de todas as mudanças e crises que ocorrem durante a adolescência, deve-se destacar que a educação adequada e o afeto justo e amplo são os pilares principais para formar uma pessoa equilibrada nos aspectos ético, estético, mental, físico, espiritual, no caráter e no comportamento.

Hoje em dia existe uma desordem generalizada, o conceito de educação e valores essenciais estão se perdendo gradativamente. Ou se transformando: "Nada se perde, tudo se transforma". A pergunta é: se transforma em que? Em um descontrole generalizado de todos os nossos comportamentos?

8

O INESPERADO

Marta: o fim
da sua própria história?

Muitas pessoas adultas com um grande excesso de peso começaram a escrever desde a infância ou desde a adolescência sua própria história de gordo; isto é, nas primeiras etapas da vida.

Calcula-se que entre 20 e 30% de todas as pessoas obesas manifestam desde crianças a tendência para engordar, herdada por um fator genético.

Por exemplo, quando se observa um bebê gordo, seus pais gordos e os avós também gordos, é evidente a influência de um fator genético. Existe uma tendência da cadeia de obesidade a continuar de geração em geração, de hábito em hábito.

Já foi comprovado que nessas famílias com obesidade de origem hereditária também se transmitem os gostos e as preferências por determinadas comidas.

Pois bem, o caso de Marta é um fiel reflexo dessa influência genética. Ela esteve gorda desde a sua infância até os 70 anos de idade. Lembra que seus pais e avós sempre foram obesos, contudo, viveram muitos anos. Outros membros da sua família, alguns primos e tios, já apresentavam sinais de gordura desde a infância e desenvolveram a obesidade durante o crescimento. Como consequência desses dados tão marcantes do círculo familiar de Marta, era evidente na sua obesidade a presença de um fator genético, entrelaçado com causas ambientais e comportamentais.

Pois bem, vamos conhecer a sua história especial de perda de peso. O aspecto peculiar é que a gordura foi provocada por um motivo predominantemente hereditário, deflagrado por ter crescido em um ambiente onde o contato com a comida era quase constante.

Marta veio ao Centro Terapêutico aos 69 anos. Com uma estatura de um metro e cinquenta e quatro, pesando 120 quilos; ou seja, precisava se desfazer de 60 quilos para alcançar seu peso ideal.

No nosso primeiro encontro, ao convidá-la para entrar no consultório, observo que caminha muito lentamente, com a ajuda de uma bengala. Enquanto se aproxima, fixa o olhar no chão, como se quisesse evitar qualquer obstáculo. Só quando entra eleva seu rosto, me olha e estende a mão para me cumprimentar. Percebi nos seus pequenos e fundos olhos azuis uma expressão cética, séria; também uma dissimulada tristeza.

Marta aparentava ter mais de 69 anos. O cabelo curto, grisalho e ondulado emoldurava seu rosto arredondado, em que se destacavam proeminentes bochechas e uma papo gordo. Vestia um cinza escuro impecável, sóbrio, em consonância com a sua idade. Logo percebi que se tratava de uma senhora fina.

Sentamo-nos. No início da conversa, pergunto diretamente o que a traz à consulta. Apesar do seu grande excesso de peso ser a razão aparente, nunca se sabe o verdadeiro motivo...

Com uma extroversão pouco usual, responde sem interrupção:

– Vejamos... Por onde começo? Justamente, pelo começo.
Não, melhor pelo final: na realidade não sei por que vim à consulta.

Sua aceleração para falar me chamou a atenção. Também sua contradição tão repentina. Após pensar por alguns segundos, continua:

– Vim porque uma amiga, que não tem 69 anos como eu, mas deve andar pelos cinquenta e tantos, fez o tratamento indicado por vocês e perdeu 35 quilos em menos de seis meses.
Ela tinha muitos problemas de saúde, que diminuíram notavelmente quando chegou ao seu peso ideal.

Contudo, sinceramente, eu não acredito que minha obesidade tenha solução. Se me propusesse a emagrecer agora, penso que obteria os mesmos resultados pífios de antes, ou nenhum.

Principalmente na minha idade isso é um objetivo inalcançável. Não encontro sentido em perder peso, me parece impossível; inclusive desnecessário.

Contudo, minha amiga me animou com tanta insistência para vir à Clínica, que finalmente obedeci...

– Agora, conte-me, há quanto você tempo está gorda? – a trato por "você" para relaxar o clima.

– Desde que me lembro sempre fui gorda, inclusive nasci gordinha...– sorri. – Comia muito já desde criança.

– O que você faz, Marta?

– Sou cozinheira nata. Isto é, eu era. Já não trabalho há 4 anos.

– Por que você se sentiu atraída por cozinhar?

– É a história da minha vida... Agora vou contar desde o princípio, não do final – sorri novamente. – Vejamos...

Sou filha única, meus pais eram imigrantes italianos. Eles chegaram neste país em meados do século passado, poucos anos depois, eu nasci...

Como meus pais haviam herdado dos meus avós um grande conhecimento de gastronomia e muita experiência no assunto, com a ajuda econômica dos meus tios eles inauguraram um restaurante italiano no centro da cidade.

Eu ia para a escola à tarde. Desde os 8 anos comecei a ajudar na cozinha do restaurante. Lembro que organizava os alimentos e parte da louça, também lavava as verduras e as frutas.

Mais tarde, perto dos 12 anos, cozinhava no restaurante com a orientação da minha mãe.

Nessa época, como era o contato, a relação que você tinha com a comida?

– Minha relação era diária, intensa. Fui criada em um ambiente no qual o contato com a comida era permanente, e a circulação de alimentos, constante.

Bem tarde da noite, depois que o restaurante fechava, a família toda se reunia: meus pais, meus avós, tios e primos. Fazíamos grandes banquetes. Todos éramos gordos.

A comida feita no restaurante era uma delícia. Em pouco tempo o restaurante alcançou grande sucesso, em apenas alguns meses já tinha ficado muito conhecido e muitas pessoas vinham de longe para comer lá. Tínhamos também muitos clientes fiéis.

Meus pais e os outros cozinheiros que ajudavam quase não davam conta de alimentar todos os clientes.

A cozinha era uma gritaria permanente, havia uma atividade frenética! – exclama empolgada.

Enquanto Marta conduzia seu relato, o seu olhar – que no início tinha me transmitido seriedade, ceticismo e tristeza – agora expressava jovialidade, alegria. Era notório que preservava uma lembrança muito agradável dos seus primeiros anos.

– Poderíamos dizer que nesse momento você se sentia muito bem, era uma menina bastante feliz no restaurante... – insinuo.

– Sim, era fascinante e muito divertido poder participar de tanto movimento.

Seu semblante de felicidade e otimismo lembrando do seu passado contrastava notavelmente com a expressão de abatimento que apresentou quando entrou no consultório, me intrigava saber como era sua vida hoje.

Julguei oportuno trazê-la para o presente.

– Aparentemente você desfrutou de uma bela infância... Diga-me, como está seu ânimo agora, aos 69 anos?

Marta abaixa a cabeça e olha para o chão fixamente. Pensa. Demora um pouco para chegar à sua realidade de hoje. Responde com um tom de voz apagado:

– Vendi o restaurante quando fiz 65 anos. Agora que estou sem trabalhar há quatro anos, me sinto muito sozinha, para ser sincera. Acho que sofro de uma grande depressão. Às vezes não tenho vontade de me levantar da cama, não encontro motivo nem sentido para fazê-lo. Cada vez tenho mais dificuldade em andar, não consigo perder peso sozinha, minhas dores aumentam; enfim...

– Você tentou emagrecer muitas vezes?

– Ufa! Muitas vezes. Porém só comecei a partir dos 30 anos, quando meu pai faleceu e eu não arranjava namorado. Lembro que eu pesava 100 quilos.

Naquela época, a década de 1960, havia poucas pessoas tão gordas quanto eu, principalmente mulheres. Também não existia a quantidade de tratamentos para emagrecer que há hoje.

Lembro que eu emagrecia, no máximo, 5 ou 10 quilos, mas logo voltava a recuperá-los. Assim, não consegui me casar. Também não segui estudando. Minha vida, até fazer 65 anos, foi apenas me ocupar do restaurante, sempre gorda.

– Que expectativas você tem de poder emagrecer? Já que, afinal de contas, você veio à Clínica…

– Sim, porém vim pela insistência de uma amiga. Conforme lhe disse antes, eu acho que sou um caso sem solução. Minhas tentativas de emagrecer nunca deram certo. Na verdade, já não tenho expectativas.

– Para reforçar as boas intenções da sua amiga, em primeiro lugar devo lhe explicar uma coisa: dado que toda a sua família sempre foi gorda, poderíamos afirmar, com certeza absoluta, que no seu caso existiu, e ainda existe, um fator genético que facilitou o desenvolvimento da sua obesidade desde a infância.

Se a esse fator hereditário acrescentarmos que você trabalhou durante décadas cercada de alimentos saborosos e que engordam, e ainda por cima somarmos a isso que cozinhar é uma atividade bastante sedentária, sua obesidade não surpreende.

Quero dizer que seus genes herdados não só causaram a sua obesidade, mas tornaram você mais suscetível a ganhar peso. Além disso, você estava em condições específicas; mantinha um estilo de vida sedentário e se relacionava em um ambiente em que a abundância de comida era diária.

Além disso, sua predisposição genética para se agarrar a um comportamento permanente de comer em excesso gerou um hábito muito arraigado.

Então, desde a sua infância é muito possível que a soma de todos esses fatores venha influenciando sua obesidade: herança genética, sedentarismo, um ambiente com circulação de comida permanente e a repetição durante anos do hábito de comer muito.

– Tantas coisas! – exclama sorrindo. Mas, se eu já não trabalho no restaurante há 4 anos, por que continuo gorda?

– Talvez porque você continue ingerindo a mesma quantidade e qualidade de comida que antes, também pelas consequências dos problemas associados à sua obesidade, como a dor para andar, que impede você de gastar mais energia.

Inclusive, agora podem intervir crenças errôneas; por exemplo, como você disse antes, que na sua idade você acha que seja impossível emagrecer, ou talvez possa pensar que seus hormônios ou a menopausa te impeçam de conseguir emagrecer.

– É verdade...

– Posso lhe garantir que emagrecer de verdade, e não só perder alguns quilos, é um objetivo alcançável.

O sistema de emagrecimento que implementamos proporciona excelentes resultados nos casos de obesidade de origem genética deflagrada pelo ambiente, independentemente de a pessoa ter 10 ou 70 anos de idade.

É possível emagrecer, bem como manter um peso constante e adequado durante muito mais tempo, em comparação a outros métodos que trabalham a mesma questão.

Não existem genes, hormônios, nem hábitos que resistem à vontade firme de controlar os comportamentos.

Além disso, também já foi comprovado que o tipo de dieta que indicamos exerce um grande efeito antienvelhecimento, protege o coração, equilibra a pressão arterial, diminui o nível de açúcar no sangue, fortalece o sistema imunológico...

Inclusive melhora o ânimo, socializa você com outras pessoas através do comparecimento aos grupos terapêuticos que fazem parte do sistema integral de emagrecimento. Possui uma grande quantidade de benefícios associados. Talvez consiga fazer com que sua depressão e a solidão que você diz sentir diminuam ou desapareçam.

– Que interessante... Então, se por acaso eu conseguir emagrecer, poderei andar melhor, sem dor, sem a bengala?

– Claro! O delicado equilíbrio da maquinaria do corpo será reestabelecido. Pelo fato de você ter procurado o Centro Terapêutico, acredito que esteja encobrindo um desejo adiado de se sentir melhor.

– Quantos quilos vou precisar perder?

– A ideia é você alcançar seu peso ideal, não só perder alguns quilos. Aqui não fazemos nada pela metade...

Conforme os dados que tenho aqui, você deveria perder 60 quilos, aproximadamente.

– Tudo isso! – diz admirada.

– Sim, Marta. Você tem um excesso de peso significativo. Na sua idade, esse excesso é um risco para sua saúde.

– Quanto tempo vou levar para emagrecer esses 60 quilos?

– Se você fizer o tratamento corretamente, alcançará seu peso ideal em 7 ou 8 meses, tudo depende da sua continuidade e firmeza.

Muito provavelmente, poucos dias depois de começar você logo vai perceber mudanças positivas, visíveis, que animarão você a continuar sem parar até atingir a meta.

Se seguir tudo o que for recomendado no processo de emagrecimento, você não sentirá fome, esforço, nem sacrifício.

– Em termos concretos, em que consiste o tratamento? – levanta as sobrancelhas e abre seus pequenos olhos, intrigada.

– Não será muito diferente do que fazem o resto dos pacientes. Porém, por causa da sua predisposição genética, que deflagra o comportamento de comer muito, e pela sua idade, devemos tomar certos cuidados.

Em primeiro lugar, você irá a uma consulta com um clínico geral que vai solicitar alguns exames de rotina, para avaliar seu estado físico-clínico general.

Além disso, durante o processo de perda de peso, acredito que seja conveniente você manter entrevistas psicológicas individuais; se você concordar, pode fazê-las comigo. O que acha?

– Concordo.

– A regularidade das sessões e a duração de cada uma dependerão das suas próprias capacidades e da forma como realizar o tratamento. Trabalharemos os seus aspectos emocional, psíquico e filosófico.

Por outro lado, um especialista em nutrição vai te passar uma dieta detalhada, que você deve seguir.

Dado que você tem 69 anos, você precisará ingerir uma quantidade maior de nutrientes. Entre outras coisas, você vai consumir alimentos de pouco volume, mas muito nutritivos; para dar um exemplo, podemos citar peixe branco com purê.

Também devemos levar em conta que, entre os 65 e os 70 anos, o nível de açúcar no sangue é mais elevado do que o normal.

Por isso, é conveniente que você coma pouco doces e pratos que contenham açúcar, bem como pão, massas e arroz.

Temos que levar em consideração que, depois dos 65 anos, é preciso prestar muita atenção aos níveis de colesterol e triglicerídeos, para prevenir problemas cardiovasculares. Portanto, deve-se evitar comer carnes gordurosas, frios, queijos, patês, maionese, manteiga.

Pelo contrário, deve-se aumentar a ingestão de proteínas obtidas do leite, iogurtes, queijos pouco gordurosos, carnes magras, peixe, ovos. Também, tomar suplementos de vitaminas e minerais.

É aconselhável comer verduras e frutas frescas diariamente. Principalmente, tomar muito líquido, porque na sua idade são mais frequentes os casos de desidratação. Inclusive, o consumo de líquidos ajuda a desintoxicar o organismo; protege de infecções respiratórias e urinárias, muito comuns depois dos 60 anos.

É conveniente se abster de tomar bebidas com gás e cafeína.

Em relação ao exercício físico, consistirá em atividades recreativas e lúdicas, caminhadas muito curtas, evitando que você sinta dor e esgotamento.

Naturalmente, comparecer diariamente aos grupos terapêuticos ajudará muito você nesta etapa de perda de peso: você se comunica, aprende novos conhecimentos, ferramentas e comportamentos de autocontrole. Gera continuidade e pertencimento grupal a um projeto comum de melhorar.

O que você acha?

– Pela sua descrição, parece ser um tratamento muito completo.

– Nem por isso complexo ou difícil, é muito mais simples de realizar do que a gente imagina.

A ideia é ocupar a pessoa em todos os aspectos. Trata-se de unir todas as partes que se encontravam separadas, excluídas ou desconectadas: corpo e mente se unem para trabalhar simultaneamente e atingir o equilíbrio.

Implica em um compromisso sério e profundo com o método, tanto por parte do paciente como dos profissionais que vão acompanhar você.

– Bem, você me convenceu – sorri. – Vou tentar. Nesse estágio de vida não tenho nada a perder. Talvez imprimindo todo o otimismo possível eu venha a me surpreender, como aconteceu com a minha amiga...

Quando posso começar? – pergunta com alegria.

– Amanhã mesmo, se você puder.

– Claro... Estou livre...

Marta saiu da consulta com um ânimo muito melhor do que quando chegou. É possível que logo depois deste primeiro encontro, tenha ressurgido a possibilidade de não aceitar a derrota.

Começou o tratamento no dia seguinte. Recomendei que começasse as sessões psicológicas duas semanas depois de ter começado a dieta.

Transcorrido esse tempo, quando chegou ao consultório apresentava uma expressão bem diferente do nosso primeiro encontro: parecia contente, com impulso, energias novas. Também era notável que havia desinchado bastante.

– Como vai o tratamento? – pergunto diretamente.
– Muito bem. Sinto-me ativa de novo…
– "Ativa"… Também, atraente?
– Talvez… – responde com timidez.
– Nota-se que você perdeu peso, você sabe quanto?
– Não, apesar de me sentir mais leve.
– É importante você se pesar todas as manhãs para manter um controle diário.
– Sei disso. Nos grupos isso foi aconselhado…
– Suba na balança que está atrás de você.

Em apenas duas semanas de tratamento havia perdido 16 quilos. Marta ficou admirada. Rapidamente se sentou e exclamou:

– Incrível! Por isso sinto que ando sem tanta dor.
– Eu tinha previsto isso… O importante é que em pouco tempo você já percebeu as mudanças. Isso quer dizer que você está fazendo as coisas direito.
– Sim. Faço tudo direitinho. Porém nunca teria imaginado que ia perder tantos quilos.

Parece que, impulsionada pela sua amiga, encontrou uma chave para abrir a porta do possível e começou a vislumbrar o que julgava impossível. Talvez com o tempo desapareçam os medos da idade, e Marta reverterá a sensação de impotência, seu estado de depressão, o sentimento de solidão.

Apesar de tudo, nela afloraria um comportamento preocupante; talvez relacionado com sua aceleração ao falar, que havia notado na primeira consulta. Aconteceria com ela algo que é comum nas pessoas que estiveram gordas durante muito tempo.

– Agora, me conte, como está seu ânimo? Fale-me da depressão e da solidão que você citou na última vez que nos vimos.

– De que depressão e solidão você está me falando? – diz com um amplo sorriso.

– Ou seja, você está melhor...

– Claro! O tratamento está mudando a minha vida.

– Por quê?

– Estou ativa, saí da minha letargia. Sinto que renasci, que ressuscitei... Fiz amizade com duas colegas do grupo que têm quase a minha idade.

Falamos por telefone dia sim, dia não, periodicamente saímos para tomar alguma coisa... Também converso bastante com uma jovem do grupo, muito simpática, que sempre diz que me admira. É encantadora...

– Você se sente eufórica? – pergunto em tom grave, diminuindo sua corrente de excitação.

– Sim. Diria que estou bastante exaltada, me sinto muito bem e me vejo diferente. Também devo lhe confessar uma coisa: um senhor do grupo me atrai – diz em voz baixa, como se me contasse um segredo.

– Quantas novidades e mudanças em apenas duas semanas... Marta!

– Sim, em todos os aspectos. Principalmente penso muito nesse homem, adoro ele. É um senhor de uns 60 anos. Algum dia vou falar com ele, prometi isso a mim mesma, só tenho que tomar coragem.

– A verdade é que vejo você bem, talvez bem até demais... – comento em tom sério, abaixando o olhar. Vamos nos ver daqui a dois dias, Marta – digo-lhe de maneira cortante.

– Tão cedo?

– É que quero continuar falando sobre sua grande euforia. Acho que isso é conveniente.

– Se acha isso...

– ...talvez tenha algum motivo – completo a frase.

Marta saiu um pouco intrigada. Talvez ela imaginasse que na sessão eu aplaudiria a euforia que estava sentindo, seu "renascimento", sua "ressurreição". Não obstante, encontrou em mim uma reação bem diferente. Por quê? Porque era preciso que ela se questionasse sobre a minha resposta tão parca diante da sua aceleração e seu comportamento extremo de gerar transformações de forma desenfreada. A euforia é um estado muito próximo do excesso, esconde certo perigo.

A ideia central é o especialista prestar muita atenção assim que notar mudanças positivas muito rapidamente, quando o paciente usa palavras tais como "renasci", "revivi", "ressuscitei".

É importante que, num primeiro momento de grande estimulação, o paciente sinta alegria, não euforia. Em grande parte, esse turbilhão de otimismo e de euforia se deve ao fato de ele ter conseguido sair da sua clausura, descobrir ou redescobrir muitas coisas, se sentir vivo, depois de um tempo bastante considerável.

Por isso, quando alguém inicia o tratamento e, já percebendo suas primeiras mudanças, passa de ter uma grande tristeza, desesperança e pessimismo para um estado de arrebatamento e excitação, não está reagindo com mesura. Muitas vezes, essa euforia de descobrir novas sensações faz com que a pessoa só se concentre nisso e aos poucos esqueça de seguir a dieta, paulatinamente se desconectando do seu corpo. Mais cedo ou mais tarde, ela comerá em excesso e engordará novamente os quilos que perdeu.

Quando o profissional detecta essas reações eufóricas, deve trabalhar comportamentos como sobriedade, tranquilidade, satisfação, paciência e mesura no otimismo. São questões que devem ser assinaladas para o paciente aos poucos e sutilmente, mesmo que ele sinta que está sendo privado de gozar, visto que não deve gozar, mas simplesmente se sentir melhor.

Conseguir fazer uma equivalência entre essa nova euforia – sem comer em excesso – com a velha euforia que antes tinha com a comida, muitas vezes faz com que o paciente reduza a aceleração, perceba a tempo sua excitação desmedida e a redirecione para uma satisfação controlada.

No caso de Marta, estava ocorrendo esse fenômeno. Coisas demais aconteceram com ela em pouco tempo. Contudo, o fato de ter perdido bastante peso e de se sentir melhor fisicamente não era preocupante; pelo contrário, é o objetivo. O que é preocupante é que a sua depressão e solidão tenham desaparecido como por um passe de mágica, e agora ela esteja se relacionando com pessoas que acaba de conhecer do grupo, chamando de "amigas novas", ou dizendo "adoro esse homem", sem sequer ter trocado uma palavra com ele.

Marquei uma consulta com Marta dois dias depois do último encontro para tentar questionar certas dúvidas: "Por que o doutor quer se encontrar comigo em tão pouco tempo novamente?", "Por que não comemorou todos os meus avanços?", "Onde estarei falhando?". Provavelmente não encontraria nenhuma resposta, por isso não era conveniente deixar passar muito tempo.

Então, na próxima sessão me ocuparia de fazê-la associar seu antigo comportamento exagerado em relação à comida, com esta nova direção rumo a outras áreas nas quais tinha assumido o mesmo comportamento.

Não era uma tarefa fácil. Ela deveria perceber por si mesma, eu devia apenas lhe mostrar algumas pistas. Caso contrário, novamente teria tudo servido em bandeja.

– Tudo bem, Marta? Como vai?
– Continuo fantástica. Só estranhei você ter marcado outra consulta tão pouco tempo depois da anterior...
– Por que motivo você imagina que fiz isso?
– Hum... Não tenho a menor ideia.

Pouco depois, diz:

– Só notei uma grande mudança na última sessão.
– Qual foi essa grande mudança que você notou?
– Aconteceu quando me perguntou sobre meu estado de ânimo, a depressão e a solidão... A partir dali tudo mudou.
Senti que se transformou em estraga-prazeres quando lhe contei sobre a relação com minhas novas amigas e esse homem que me atrai do grupo.
– "Estraga-prazeres..." – O que aconteceria se eu estragasse seus novos prazeres, a sua grande mudança?
– Por que razão faria isso? – pergunta desconcertada.

Permaneço calado. Algum tempo depois, pergunto:

– Existiu um prazer anterior a este prazer atual?

Marta abaixa o olhar. Reflete.

– Acredito que meu prazer anterior era com a comida.

– Então, o novo prazer agora qual é?
– É que em pouco tempo descobri muitas coisas novas, legais.
– Já percebi… – digo com um sorriso. – Se você puder, tente enumerar essas coisas legais em ordem de importância.
– Vejamos… Gosto de um homem, fiz novas amizades, já não sinto tanta depressão nem solidão, estou ativa e melhor fisicamente. Também perdi vários quilos em pouco tempo.

– "Também".
– Sim, também isso.
– Em relação aos quilos, você está se pesando? Como vai a dieta?
– Hum… Não, não estou me pesando. Com a dieta acho que vou bem, só às vezes como alguma coisa em excesso. Pão, por exemplo.
– Ou seja, parece que a ordem das prioridades se inverteu… Este homem é mais importante para você do que seguir a dieta?

Fica em silêncio por alguns segundos. Depois responde:

– Não sei. Estou um pouco confusa pela euforia que sinto.
– Então, você percebe que está bastante acelerada…
– Sim, e gosto disso.
– Você não acha que esse novo prazer, de alguma forma, é bastante semelhante ao que existia quando você mergulhava no prazer do excesso de comida? Ou seja, sem pleno controle…?
Marta reclina sua poltrona para trás, eleva o olhar, depois o abaixa. Pensa por um tempo longo.

– Talvez – diz suspirando.
– Talvez você esteja tendo o mesmo comportamento exagerado equivalente a comer demais, porém agora em outro círculo.
– Hum… – murmura, tentando entender.
– Conforme você disse agora há pouco, você não está se pesando e come um pouco em excesso.
– Isso mesmo.
– Por que você acha que acontecem esses descuidos?

– Talvez porque eu estou me conectando com outras coisas que me estimulam muito.

– Simultaneamente a essa nova estimulação, com esta nova conexão, você não está se desconectando do seu corpo, da dieta, sem perceber?

Silêncio.

– Agora pensando na questão, acho que é possível. Não percebo.

– Marta, considero imprescindível que no seu emagrecimento existam vários passos intermediários de profunda aprendizagem, comunicação, cuidado e atenção.

Por isso é necessário abordar e detectar aos poucos várias frentes da sua personalidade simultaneamente, como estamos fazendo agora. Principalmente para você não se desviar do objetivo inicial que é emagrecer, bem como para você cuidar de uma forma mesurada de cada conquista e inovação.

Se isso não acontecer, é possível que a longo prazo você não apenas se desvie do objetivo, como o perca completamente. O mais preocupante é que, sem objetivo, você vai se perder de você mesma novamente.

Agora, se pensarmos na questão profundamente, veremos como é fundamental a maneira como você começa a emagrecer e de que maneira você vai terminar. É possível começar o que quer que seja sem vontade e terminar com paixão. Dificilmente alguma coisa começada com paixão, euforia, termina com a mesma intensidade. É preciso começar moderadamente, para acabar também de forma moderada.

Pense que você está descuidando aquilo que levou você a se sentir tão bem: fazer a dieta. Cuidado... Cuide da dieta... Cuide de cada vitória...

Marta reflete.

– Bem, por hoje acabamos. Vamos nos ver novamente dentro de dois dias. Combinado?

– Sim – responde, olhando para todos os lados, como se estivesse perdida.

Pois bem, não é tarefa fácil guiar alguém para confrontar a pessoa com a repetição da mesma falha em outro contexto. As mensagens autênticas que deve receber do especialista para perceber seu comportamento recorrente geralmente não são agradáveis. São mensagens sutilmente cruas.

Pelo contrário, as expressões de um profissional sem experiência em relação a um indivíduo extraviado muitas vezes costumam ser permissivas e gentis. Geralmente não geram mudanças reais, legítimas, nem efetivas. Essas expressões condescendentes só conformam e enganam. É uma mensagem inexata, equivocada, que afasta o paciente da sua realidade.

Nestes casos, o profissional carece da perspicácia necessária para guiá-lo, também não parece ter força suficiente para presenciar o momento em que o indivíduo reconhece e encontra a falha autêntica. Uma falha no seu comportamento geral.

O verdadeiro especialista deve iluminar a confusão, regular o brilho, ser habilmente cauteloso, a fim de que o paciente possa revelar, decifrar e distinguir as verdades que sua alma esconde e os erros que repete. É papel do profissional acompanhar a dor que possa aparecer quando descobrir uma verdade antes desconhecida.

Com relação à Marta e aos novos desvios que sua tendência ao excesso tinha seguido, aparentemente ela estava percebendo a magnitude do compromisso que representava para sua consciência reconhecê-los e aceitá-los. Contudo, tinha o acompanhamento e a contenção necessários para os enfrentar.

Na sessão seguinte, veremos a trajetória de Marta por um caminho sinuoso e esquivo rumo à sua realidade. Este caminho possui um "norte" preciso, mesmo que invisível para sua consciência, porém, ela terá a coragem de se guiar por uma bússola para poder encontrar a verdade do descontrole e dos outros caminhos que segue?

– Bom dia, Marta.
– Bom dia.
– Como você se sente hoje?
– Mais ou menos…
– Por quê?
– Não consegui dormir, fiquei pensando a noite toda.
– Em que você pensou?
– Em tudo. Não sei por onde começar.

Depois de uma longa pausa que não interrompi, ela continua:

– Pensei nos excessos.

Silêncio novamente. Dessa vez, interrompo seu mutismo:

– Então?
– Ontem à noite, enquanto não conseguia dormir, me lembrei de uma questão que havia sido tratada em um grupo. O coordenador acentuava muito a ideia de aplicar a medida não só na quantidade de comida, como também incorporá-la ao nosso comportamento, na forma de nos conduzirmos, de reagir, decidir, pensar, sentir.
Em última análise, ter medida, mesura na maneira de agir e de nos relacionarmos com o mundo externo e com nós mesmos.
– É um dos conceitos fundamentais do tratamento...
– Então percebi que não estou reagindo nem me comportando com mesura em muitas áreas. Talvez por enquanto é só com a comida que tenho medida. Porém, à medida que emagreço, vou descobrindo novas sensações e me relacionando de novo com as pessoas, e novamente perco o controle.
– Com a comida?
– Não. Perco o freio e acelero em outros aspectos.
Como você me disse na última sessão: está aflorando em mim um descontrole semelhante ao que tive com a comida, que agora tomou outra direção.
– Em que direção você acha que o seu descontrole está se dirigindo agora?
– Acho que em direção às pessoas. Como também me disse na última sessão; a longo prazo, esse outro excesso pode levar também a perda da medida na dieta, voltar a engordar e sentir a mesma solidão, porque só vou querer comer. Esquecerei outra vez das pessoas...
– É verdade: manter um vínculo privado, excessivo, obsessivo vai privar você de viver publicamente, de socializar. Isola você.
– Isso me aconteceu quando fechei o restaurante, havia perdido o interesse de ver quem quer que fosse, só queria comer. A partir desse momento é que comecei a sentir muita solidão e depressão.
– Hoje percebo você muito reflexiva, Marta. Parece que não dormir de tempos em tempos faz bem a você – digo com um sorriso.

– É possível...

– É comum isso acontecer. Não ache que você é a única, a última, nem a primeira que passa por isso. É uma questão que se observa em muitas pessoas.

Quando você se desvincula da atitude de comer em demasia, frequentemente surgem outros excessos, como estados de euforia, alegria excessiva, ansiedade por socializar; recuperar o tempo perdido de maneira muito ansiosa.

Você tem razão quando diz: provavelmente esses novos exageros sobre os quais você ainda não tem domínio, possam levar à perda da única medida que por enquanto você conseguiu controlar, fazendo com que você venha a engordar outra vez.

Ou seja, você apresenta o mesmo comportamento excessivo, agora em outro âmbito. Provavelmente, daqui a algum tempo, isso contaminará a comida outra vez e você perderá tudo que hoje é novo, porque não aprendeu a se comportar com mesura.

Além disso, como assinalei para você no nosso último encontro, talvez não só você acabe perdendo a medida em relação à comida, como venha a se perder de você mesma. Ou seja, quanto mais perto você estiver do excesso, mais longe estará do seu centro e de controlar seu comportamento.

Depois de deixá-la refletir, pergunto novamente:

– Conte-me, o que mais você pensou sobre o excesso?

– Deixe-me ver... Pensei que o excesso talvez tenha muitas caras, não é? – duvida.

– O que você acha?

– Acho que sim. Transforma sua aparência para não ser reconhecido... Muda. Ou é o próprio excesso que tem muitos filhos?

– "O excesso é filho da quantidade e pai do vazio", costumo dizer. Às vezes o excesso nos domina e nos prende em uma armadilha, quando assume o aspecto de um rosto, ou de um corpo febrilmente desejado; em outras ocasiões ganha a forma de uma substância irresistível, de uma atividade impulsiva, um comportamento repetitivo, um pensamento obsessivo ou de uma emoção incontrolável ou violenta.

Sua característica é nos levar ao descontrole, ao vício, à falta de limites. A longo prazo, o excesso nos transforma no Excesso. Nós o personificamos, somos sua fiel representação.

Silêncio.

– Aos poucos vou entendendo. Meu corpo gordo expressa meu descontrole. Isso é o mais cruel: aparece diretamente.
Só agora percebo o quanto me enganei durante toda a minha vida, estando sempre gorda, aparentando ser feliz, negando os olhares esquivos dos homens... – revela angustiada.

Marta apoia seu braço sobre a escrivaninha, sua cabeça lentamente cai sobre ele. Desmonta. Sua respiração era a única que interrompia o som do seu choro submisso. Mergulhada no próprio braço, diz com a voz entrecortada:

– Durante os últimos 30 anos passei muitíssimas noites de melancolia e isolamento, tendo como única companhia o som da rua.
– Continue, Marta – digo-lhe com voz suave.
– Nessas noites, não pensava, não encontrava palavras. Estava submersa no nada. Eu era um corpo estendido sobre o nada, paralisada, sentia grande desolação.
Nessa hora, aparecia na minha mente a comida, acreditando que me aliviaria, que preencheria com algum sentido.

Sobreveio uma longa pausa. Pouco tempo depois, com a voz um pouco mais firme, confessa:

– Considerava qualquer desejo que tivesse, como emagrecer, uma coisa impossível. Criei uma parede muito sólida que não me deixava ver a saída. Tolerei anos em claro, com os olhos secando, imaginando uma existência diferente.
Sentia que não tinha vontade, forças, e que não havia ninguém dentro nem fora de mim.

O tempo passava em uma eterna espera, gritando para a minha mente surda. Sentia saudade daquilo que alguma vez poderia ter sido ou mudado. Permaneci ancorada tantos anos...

Para além da sua angústia, escutando suas profundas e sinceras palavras, notei um sinal muito positivo: ela se lamentava utilizando os verbos das suas frases no tempo passado. Isto é, seu padecimento era algo que acontecia ou que aconteceu, não o que acontece atualmente. Significava um deslizamento, uma distinção importante entre seu presente e seu passado, um pretérito imperfeito.
De repente levanta seu rosto e o cobre com um lenço. Seca as lágrimas. Depois, mais recuperada, revela:

– Agora vislumbro ferramentas para poder refazer a história daquilo que chamo "minha vida". Quero começar do zero, porém estou muito assustada...
– Você está assustada com o que?
– Com não conseguir.
– Você vai conseguir, sim. Tenho muita fé em você, Marta; na sua capacidade...
– Está falando sério?
– Claro. Por que mentiria para você?

Algum tempo depois, acrescento:

– Por outro lado, é melhor você estar assustada do que não detectar o que acontece dentro de você, isso pode causar muitos danos e não mede as consequências. Acredito que você começou a detectar isso, talvez a possibilidade de ver isso permita a você inaugurar outra etapa na sua vida. Nunca é tarde, Marta.
Tente eliminar o drama desmesurado da sua história. Pense no seu presente e em um futuro melhor.
Você não está mais sozinha; sozinha ficou a comida, o excesso.

O momento mais angustiante parecia ter passado, a onda gigante havia voltado ao mar. Agora devia prestar muita atenção àquilo que a onda havia depositado na areia da sua consciência.

Aproveitei uma nova pausa para que ela organizasse suas emoções. Pergunto:

– No que você está pensando?
– Novamente nos meus excessos. Questiono qual será a origem de tanta energia daninha, incontrolável...

A onda do seu lamento deixou sobre a areia uma pedra preciosa: se perguntava sobre a origem do seu descontrole. Era a hora exata de mudar radicalmente de clima. Devia intelectualizar sua curiosidade para que a razão reinasse sobre a emoção.

Então repito a possível resposta, que já havia percebido na primeira consulta. Aparentemente ela não a havia incorporado:

– Como já comentei com você, no seu caso, a tendência ao excesso se deve à predominância de um fator genético que foi deflagrado ao longo de décadas em relação à ingestão de comida em excesso; muito provavelmente, por você se relacionar com um ambiente cheio de alimentos.

A longo prazo gerou um comportamento repetitivo que se transformou em um hábito de vida.

Contudo, mesmo que os genes possam condicionar a quantidade e qualidade de comida que você ingere e alterar a sua sensação de saciedade, como já assinalei, não existem genes, hormônios, nem hábitos que resistam a sua vontade firme de controlar o comportamento em relação ao excesso.

– Como é possível esse controle pleno sem falhar, sem desvios?

Já com outro semblante, Marta continuava questionando e investigando de maneira positiva. Sua angústia parecia ter minguado. Sua razão precisava de uma resposta.

Respondo:

– Você vai conseguir questionando, sem se isolar, aprendendo com outras pessoas as poderosas ferramentas que constroem uma medida equilibrada e real, para se orientar em uma firme direção para consolidar o domínio sobre suas forças e, assim, proporcionar a você mais vigor a cada dia.

É a única lei que o desenfreamento desconhece e que consegue detê-lo. Dessa forma você poderá detectar, reconhecer sua tendência ao excesso em quase tudo.

O mais importante: você vai conseguir redirecionar esse excesso para algo positivo, mediante uma profunda incorporação dessas ferramentas que, quando exercitadas diariamente, com o tempo trarão a você autocontrole, autodomínio, autoconhecimento.

Senti que Marta tinha percebido a crua mensagem sobre a realidade do seu excesso com a comida e sobre todos os outros excessos escondidos que se interconectavam por trás. Soube enfrentá-los, adverti-los, ao invés de encobri-los. Seguiu pelo caminho mais difícil, o único que ia exorcizá-la plenamente.
Decido concluir a sessão.

– Vamos parar por aqui. Se você concordar, nos vemos em uma semana.
– Está certo. Agora tenho bastante para pensar… – diz sorrindo.

Só depois que saiu eu pude compreender o quanto foi difícil e doloroso para ela atravessar esse caminho ladeira acima.
Evidentemente, Marta é uma pessoa de muita coragem. Não é qualquer um que pode enfrentar tão profundamente a verdadeira origem que conecta todos os seus descontroles: um comportamento transbordante. É mais fácil negar, acreditar que a pessoa tem total domínio e não fazer nada.

Transcorrida uma semana da última sessão, Marta bate suavemente na porta do consultório. Convido-a para entrar. Para minha surpresa, entra sem a ajuda da bengala. Começa a andar lentamente de um lado para o outro, como se procurasse alguma coisa: observa com curiosidade os porta-retratos da minha família, se aproxima da biblioteca, lê os títulos de alguns livros; olha os móveis, os quadros, as luzes. Enquanto isso, permaneço de pé, à expectativa.
De repente, se dirige à janela. Exclama:

– Que bonitas árvores!
– Sim, são muito frondosas, porém bastante antigas – comento, ela sorri.
– Sente-se, Marta.

– Certo.
– Você está bem?
– Sim.
– O que você está procurando?
– Nada, só descubro coisas que sempre existiram, porém nunca havia prestado atenção nelas.
Até agora, sempre que entrei no consultório me sentava diretamente, sem reparar em mais nada.
– Agora o que acontece? Sua visão, sua busca se ampliaram?
– Aparentemente, sim. Surgiu naturalmente, não quis incomodar.
– Não está me incomodando.

Mesmo estando sentada na minha frente, Marta continuou observando tudo ao seu redor. Desde que chegara ao consultório, nossos olhares ainda não haviam se cruzado. A paz que ela transmitia contrastava com minha disfarçada inquietude.
Novamente lhe pergunto:

– Você está procurando alguma coisa em especial?
– Não, por quê?
– Porque agora seus olhos não param de perambular de um lado para o outro. Por que não olha para mim?
– Desculpe, estou distraída – fecha as pálpebras por alguns segundos, depois as abre e procura meus olhos.
– Por que você está distraída?
– Acho que estou distraída da sua presença.
– Da minha "presença"? Por algum motivo?
– Sinto como se estivesse dentro de mim, não preciso olhar para você.
– Explique-me essa sensação…
– Mesmo quando não está presente, ficou incluído no meu pensamento.
– "Presença", "incluído"… O que está ausente, excluído?

Reflete por um momento.

– Não sei. Tudo que antes não podia ou não queria ver… agora vejo.

– Como você disse: "Coisas que sempre estiveram ali, porém nas quais você não prestava atenção"? São só as do consultório?

Pensa.

– Não.
– Onde mais você vê coisas que antes não percebia?
– Acho que em mim mesma. Descubro uma realidade mais ampla.

Novamente fica pensando.

– Em que você está pensando?
– Quase não penso…
– "Quase…" O que é esse "quase" em que você pensa?
– Aos poucos vou entendendo. Só agora consigo correlacionar algumas coisas.
– Conte-me…
– Tenho que assumir um controle para me organizar. É conveniente para mim continuar trabalhando para acalmar meu comportamento e a maneira de me relacionar com as pessoas.

Conectei-me novamente com a dieta, com a balança e estou conseguindo aproveitar devagar, com mesura, tudo que é novo.

Também estou descobrindo aquilo que une e ao mesmo tempo separa a euforia da alegria, o bem-estar da excitação, a tranquilidade da aceleração.

– O que você está descobrindo que separa e une esses estados tão opostos?
– Talvez soe estranho: descobri uma espécie de ponte.

Uma ponte que mantém esses opostos suficientemente separados, um do outro, para poder distingui-los. Porém, ao mesmo tempo, essa mesma ponte os conecta, faz com que possam se redirecionar de um lado para o outro.

E no fluir constante dos opostos sobre a ponte, se equilibram e moderam minhas relações, meus comportamentos.

É uma ponte que consegue equilibrar a solidão com a companhia, o silêncio com a comunicação, o vazio com a plenitude; o movimento com o repouso.

É conceber a vida sem excessos, sem altos e baixos, sem opostos. Assim, uma vez que sei o que é o descontrole, a fúria, a desventura, posso descobrir a moderação, a tranquilidade, o bem-estar. Sem esquecer do outro.

Os opostos não estão desconectados, parecem desconectados. Acredito ter descoberto o que os equilibra: a ponte. Essa ponte posso ser eu.

Depois de uma pausa, pergunta:

– Acha que minhas ideias têm sentido?

Demorei bastante para responder. Fiquei surpreso. Tentei intelectualizar suas palavras, porém naquela hora me parecia uma tarefa impossível. Só podia perceber a profundidade da sua reflexão, a humildade no seu rosto, as madeixas grisalhas onduladas, seus olhos tão pequenos quanto penetrantes.

O tom da sua voz, afinado pela idade, permanecia na minha mente como um som constante, doce. Contudo, devia haver algum tipo de relação. Respiro profundamente. Afinal, respondo:

– Sim, Marta, suas palavras têm algum sentido.

É uma sorte sermos tão imperfeitos e termos o que se chama ambivalência, dicotomia ou dualidade. É possível então ser santo e mau, sujeito que emagrece e voraz; depende daquilo que a pessoa decidir implementar.

Contudo, como você acaba de dizer, essa divisão interna aparentemente oposta, na realidade forma uma unidade...

Unidade que talvez represente essa ponte. Unidade que precisamos compreender para termos consciência da ambivalência interna que às vezes possuímos.

Aceitando, reconhecendo a ambivalência e exercitando o equilíbrio, conseguimos nos estabilizar, deixando assim de nos desgastar em uma luta sem sentido contra nossos comportamentos opostos.

O mais importante é assumir, aceitar e reconciliar esse "duplo conhecimento" que possuímos sobre nosso comportamento ambivalente.

Continuar exercitando esse conhecimento serve para iniciar a reparação, ir ao encontro da melhora própria e dos outros.

Não obstante, para alcançar um equilíbrio, nem sempre basta a vontade própria: precisamos da força da energia de algo proveniente do exterior, regido por um ordenamento integral; não por ordens vazias.

– Você se refere ao tratamento?

– Em grande parte, sim. Porque o sistema ajuda bastante a recuperar a mesura, a harmonia; consegue fazer com que a pessoa se conheça profundamente e descubra a liberdade autêntica.

– O que é a liberdade autêntica?

– O ser humano que é autenticamente livre para de depender, para de pedir, e começa a dar. Dar o que? Dar afeto, porém não com palavras, nem abraços, mas através de ações. Uma pessoa expressa seu amor por si mesma e pelos outros com ações. Transmite a energia de ter mais vontade, não vontade de ter mais.

– Acho que estou tomando esse rumo. Tenho mais vontade de viver, mais vontade de buscar e de descobrir.

Apesar de ainda ter um caminho pela frente, acredito que estou começando a pensar como magra, como alguém que se liberou do excesso e descobriu que a moderação é mais rica.

Escutando as ideias de Marta, notei que ela havia encontrado outra percepção da realidade e da sua realidade; tive a impressão de que havia descoberto um caminho que a conduziria a aproveitar o resto da sua vida plenamente. Precisou ter a ousadia de viver sem certezas, rótulos absolutos nem crenças errôneas.

Descobrindo sua própria ambivalência, conseguiu dominar seus excessos. Dominando seus excessos, conheceu a si mesma. Assim, pôde se sentir jovem, sendo mais velha; recuperou vigor, ânsia de viver, de sair do seu mundo... com mesura.

Sua atitude desterra a crença equivocada de que a pessoa será de determinada maneira para sempre, sem a possibilidade de forjar uma forma melhor de viver. Talvez, para ela, a melhor etapa da sua vida tenha começado aos 70 anos, quando alcançou a magreza de uma forma decidida e atenta. A cada quilo perdido, ganhava uma lucidez que emocionava.

Alcançou seu peso ideal em sete meses, sem altos e baixos. Também abandonou a bengala que sustentava sua incapacidade de emagrecer. Hoje em dia, com 75 anos de idade ainda se mantém no peso ideal.

Cuida com constância e atenção de um lugar melhor que ela descobriu.

Não está mais em uma busca ansiosa por receber e gozar. Soube diferenciar o prazer saudável do gozo perigoso, a mesura do excesso.

Teve coragem de deixar de ser livre de uma forma tão imprecisa, para respeitar uma ordem autêntica que lhe proporcionou equilíbrio, segurança e compromisso. Não sente que se impõe limitações, mas que percebe as fronteiras autênticas do seu corpo, dos seus pensamentos, sentimentos, comportamentos, reações e relações.

Lembro de uma frase que citou em uma das últimas sessões que tivemos: "Aquele que se conforma é rico". Com essas palavras, ela sintetizou o grande valor que possui a atitude natural de se sentir satisfeito com pouco, sem caprichos, sem imitar as pessoas obsecadas por acumular cada vez mais o mais rápido possível, acreditando erroneamente que esse comportamento lhes proporcionará mais segurança e proteção.

Ela, de certo modo, ficou des-coberta, com muito para dar. Essa é a segurança, a calma, a liberdade genuína que descobriu.

O impossível não existe. A verdadeira mudança é interna, apoiada por ferramentas efetivas, conhecimentos legítimos e por um ambiente equilibrado, que possa acompanhar os novos comportamentos que irão surgindo.

Pois bem, além do ensinamento profundo, Marta confirma que todos podem emagrecer em qualquer idade. Seu caso também comprova que a obesidade de origem predominantemente genética pode ser revertida, se o objetivo for claro e a ajuda for adequada.

Sua história demonstra que nunca é tarde para liberar a enérgica capacidade de mudança que todos possuímos em forma latente.

Epílogo

> "Um nobre exemplo torna fáceis as ações difíceis."
> **Johann Wolfgang von Goethe**

Chegamos ao final desta obra, que descreveu a maneira como cada um dos pacientes que possuía obesidade ou excesso de peso conseguiu reverter seu estado.

Eles confirmaram que a gordura não é um estigma, nem uma culpa perpétua. Não devemos ter medo, porque não é definitiva nem invencível.

Lendo as diferentes histórias, fomos conhecendo as ferramentas e técnicas aplicadas, assim como os conhecimentos que aprenderam e os novos comportamentos que incorporaram às suas vidas para alcançar a magreza. Descobrimos, sobretudo, como é possível manter o peso ideal durante anos.

Pois bem, todos eles comprovaram que aprender a dominar o comportamento excessivo é uma ferramenta tão poderosa que consegue se impor com força perante um ambiente tóxico, o qual facilita enormemente o aumento de peso.

O próprio domínio que exerceram e treinaram sobre seu agir desmedido lhes permitiu emagrecer, bem como lhes confirmou que o mesmo "adormece" os genes capazes de deflagrar a gordura, modera a relação com as pessoas, substâncias e atividades.

Também atenua as reações eufóricas e violentas, as emoções excessivas, planeja e racionaliza as decisões, equilibra os hormônios, inverte hábitos impulsivos, prejudiciais e descontrolados.

Inclusive, fizeram-nos perceber que também qualquer outro tipo de excesso pode sucumbir diante da vontade firme de controlar nosso comportamento: excessos tais como o alcoolismo, a dependência química e outros exageros, vícios e dependências.

Em primeiro lugar, a história de Augusto revelou como ele encontrou na magreza a cordura após muito tempo da gordura ter desencadeado um descontrole geral em todo o seu comportamento.

Depois de muitas idas e vindas, de ter "se chocado" contra si mesmo e o mundo, em 11 meses conseguiu se desprender de 70 quilos. Faz um ano e sete meses que cultiva a sua conquista. Sua luta deixou de ser contra os moinhos de vento... Agora luta por um lugar no mundo.

Depois conhecemos Kristen, que veio ao Centro Terapêutico depois de ter passado por um divórcio muito traumático e uma posterior separação definitiva. Tendo se isolado e se sentindo incapaz de voltar a se apaixonar e obter novos prazeres genuínos, em sete anos engordou 50 quilos, pesando em total 142.

Sua história nos confirmou a forte relação que existe entre o corpo e as emoções, tanto de ida como de volta. Porém, vimos também como sua rigidez, sua angústia e hermetismo cediam ao ritmo do seu emagrecimento. Conseguiu eliminar sua gordura em 8 meses de tratamento e pôr ordem em sua cabeça e seus sentimentos. Faz um ano e meio que se mantém magra.

O caso de Juan comprovou que uma operação gástrica, por alterar o sistema digestivo, pode acabar sendo devastadora. Enforca e restringe mecanicamente o comportamento alimentar, em muitos casos, com resultados infrutíferos, perigosos e irreversíveis. Ele nos alertou que esse tipo de cirurgia declara a morte da vontade, da identidade e da personalidade do indivíduo que decide se operar.

Por outro lado, Natália mostrou que só 5 quilos a mais podem representar algo muito mais pesado. Seu caso nos fez perceber como um leve excesso de peso estético pode se transformar na ponta de um iceberg, que esconde outros problemas, com um fundo complexo ou não, de origem psicológica e comportamental.

Ricardo, com um peso máximo de 230 quilos, ratificou que o impossível não existe. Em apenas 18 meses conseguiu se livrar de nada menos que 130 quilos. Se mantém magro há 13 anos. Rompeu o ceticismo, cedeu à renúncia antes de começar e uniu-se às boas estatísticas. É a confirmação e a garantia de que mesmo nos casos mais difíceis de hiperobesidade, a mudança é possível, real e duradoura. Sem comprimidos, sem cirurgia.

Depois conhecemos o Gustavo, um rapaz de 30 anos que mora a 500 quilômetros de Buenos Aires. Compareceu 30 dias consecutivos à Clínica; depois só uma vez por mês, realizando o tratamento à distância. Conseguiu perder 57 quilos em 7 meses. Faz um ano que se mantém assim.

Vimos as ações que precisou implementar para alcançar seu objetivo. Também, como conseguiu refazer seu campo afetivo, de que, da mesma forma que seu corpo, havia descuidado, sem perceber, durante os últimos anos. Ficamos sabendo da maneira como conseguiu reverter esse estado, que o havia aproximado de um limite muito arriscado.

Depois conhecemos Julián, um garoto de 15 anos. Por sua obesidade, sofria uma grande rejeição social, acrescida de uma depressão, uma autoestima muito baixa e fraco desempenho escolar.

Tudo indicava que estava a caminho de ser "o gordo" quando fosse adulto; contudo, fazendo o tratamento, em 6 meses perdeu 36 quilos. Faz dois anos que se mantém no peso ideal. Seu estado de ânimo mudou e sua vida hoje é a vida de um adolescente normal.

Por fim, Marta, que arrastou uma grande obesidade de origem predominantemente genética desde a sua infância até os 70 anos de idade, nos ensinou, da mesma forma que Ricardo, a dissolver crenças absolutas, viver sem certezas excludentes, e que é possível emagrecer em qualquer idade. Principalmente, que a obesidade de origem genética pode ser revertida, porque a genética também pode ser vencida com atitude e energia. Ela se desfez de 60 quilos em sete meses, se mantém há 5 anos sem altos e baixos.

Em última instância, o objetivo de ter conhecido suas histórias é entender e comprovar que uma solução integral e duradoura para o tratamento da obesidade e o excesso de peso não é uma utopia.

Mesmo morando longe, independentemente da idade, tendo poucos ou muitíssimos quilos para perder, estando gordo pelo motivo que for, a possibilidade de emagrecer e se manter no peso é real.

Além disso, suas histórias demonstraram que não existe o tipo de pessoa "gorda"; ou seja, é impossível simplificar em uma só causa, por que hoje em dia muitas pessoas estão acima peso.

A conclusão evidente é que existem tantos gordos e gordas quantos os diferentes motivos – por vezes combinados – que os levaram a ter gorduras personalizadas, sob medida. Ainda assim, há gorduras que são consequência simplesmente de uma proposta de vida que aceitamos automaticamente, sem pensar.

Por outro lado, observamos que, quanto maior o número de arestas trabalhadas simultaneamente em relação à personalidade, comportamentos, cognições e emoções de quem possui essas problemática, mais legítimas e autênticas serão suas conquistas.

A priori, muitas pessoas podem ter a impressão de que o tratamento é uma tarefa difícil de realizar, talvez por se sentirem comprometidas a exigir de si mesmas um cuidado e atenção percebidos como sufocantes demais.

Contudo, é surpreendente que a grande maioria, quando confia e se envolve mental e fisicamente com o método identificado, não o vê mais como impossível, nem tão árduo, nem tão sacrificado.

Pelo contrário, encontra-se um sistema que gera mudanças notáveis, um pensar diferente, uma forma de encarar os problemas original e prática. O valor agregado é recuperar a tranquilidade mental e a harmonia em um corpo esquecido. Porque um corpo esquecido está associado a dificuldades em outras áreas, que também perpetuam a gordura.

Quem sabe seguir não corre perigo. Quem sabe vencer o inimigo não luta contra ele: deve reconhecê-lo, deve aceitá-lo, fazer dele um amigo para que aja a seu favor.

O autêntico desafio é girar, inverter, reverter um estigma permanente em um estado momentâneo. Talvez seja uma descoberta equivalente a detectar que a palavra "reconhecer"[2] se escreve quase com as mesmas letras, de trás para frente e de frente para trás...

Porque a pessoa emagrece da mesma forma que engorda: em maior ou menor medida, é com comida, é o tipo de relação que se mantém com ela e o comportamento que orienta esse vínculo: em direção ao exagero ou à moderação.

Espero que estas histórias tenham revelado a você alguma chave para tornar realidade um desejo que acreditava impossível de alcançar; que

---

[2] N. da Tradutora: do espanhol "reconocer".

você também tenha compreendido a fundo o método que consegue redirecionar os impulsos prejudiciais, esclarecer as ideias errôneas, apontando para valores mais positivos e sinceros.

Até breve.

Dr. Máximo Ravenna